血糖値は食べながら下げるのが正解

糖尿病専門医
大坂貴史

KADOKAWA

はじめに

糖尿病という病気は、とても古くからあることをご存じでしょうか？

最古の記録は、紀元前１５００年頃の古代エジプトのパピルスだとされています。

日本においては、平安時代の藤原道長がそうであったと藤原実資《さねすけ》の日記『小右《しょうゆう》記《き》』に記されており、日本史最古の糖尿病の記録を持つ人と言われています。

具体的には「のどが渇いて水を多量に飲む」「やせて、体力がなくなった」「目が見えなくなった」という記述があるようです。

このように歴史がある病気にもかかわらず、長らくその原因は明らかにされず、治療方法もありませんでした。

初めて糖尿病の原因に近づいたのは、１８８９年のこと。ドイツの医師が、犬からすい臓を摘出《てきしゅつ》すると糖尿病になることを明らかにしました。

1921年には、治療薬としての「インスリン」が発見され、糖尿病の治療は大きく花開くことになります。それまでの糖尿病の治療は〝絶食療法〟といって、食事をしないという荒療治でした。それから約100年の月日が過ぎ、現在、糖尿病の治療は薬剤だけでなく、食事や運動についても大きく発展しています。

私は2009年に京都府立医科大学を卒業し、2年間の臨床研修を経て糖尿病内科の道を選びました。

外科とは違い、話を聞いたり説明をしたりして治療する診療科に魅力を感じたこともありますが、学生時代に糖尿病で足を切断した人を見て、こういう方を減らしたいという気持ちになったのです。

糖尿病は初期にはほとんど症状がありませんが、進行して大きな障害が残るリスクのある病気です。**大きな病気を引き起こす前に治療ができれば、糖尿病でつらい**

思いをする人がいなくなるのではないか、と思ったのです。

しかし、現実は違いました。

足を切断したり、腎不全のために人工透析《とうせき》を受けないといけなかったりする人はなくなりませんでした。

ただ、わかったこともあります。そういった方は**かなり進んだ状態で初めて病院に来られており、治療開始が遅かったケースが多い**のです。そこで、病院外でも糖尿病を知ってもらうことが重要だと強く考えるようになりました。

糖尿病は病気ではなく、症候群だという考え方があります。

糖尿病は〝**慢性的な血糖値の上昇**〟という状態に対して診断されます。

つまり、特定の原因にはよらないのです。

〝糖尿病は食べすぎが原因〟だと思われる方もいらっしゃるでしょうが、それだけが糖尿病の原因ではありません。具体的には、**体からインスリンが出ていない、インスリンが効きにくい、太っている、筋肉が少ない、運動不足、肝臓が悪い、薬の副作用**など、さまざまな要因が複雑に関係します。

食事量は適切でも筋肉が少ないせいで血糖値が下がらずに、糖尿病になっている人の場合では、食事量を減らせば糖尿病はかえって悪くなる可能性もあります。

にもかかわらず、「〇〇をしたら、糖尿病が治る！」というような情報が後を絶たず、それによって不幸を招くことがあります。

その最たるものが糖質制限かもしれません。

〝過剰な糖質を減らしましょう〟という見解は正しいですが、〝糖質が糖尿病の原因だ〟というかなり過激な情報もあり、誤解を招いています。

糖質を過剰に減らすとインスリンが出にくくなって、糖尿病になることもあるという事実が抜け落ちてしまっています。

こういった科学的な情報は定期的にアップデートされるため、昔は常識だった内容がいつの間にか非常識になっていることがよくあります。

2024年、『糖尿病診療ガイドライン』が改訂されました。ここには〝過体重・肥満を伴う2型糖尿病の血糖コントロールのためにエネルギー摂取量の制限が推奨される〟と記載され、以前のようにやせている人にエネルギー摂取量を設定することはなくなりました。

つまり、太っている場合は食事を減らしましょうというシンプルなメッセージであり、**〝糖尿病があると食事制限が必要だ〟ということではない**のです。

この本では糖尿病外来を受診する3人の実例をモデルにしています。血糖値が高く糖尿病予備群の方と、自分が糖尿病と初めて知った方々。いずれも、よくなっていくまでのストーリーを描いています。

3人とも血糖値が高くなった原因が違うので、治療のために提案する内容は異なります。かなり初期では、**食べ方を変えるだけで血糖値が安定して下がり**、糖尿病予備群の状態から抜け出すことが可能です。

ただ、ここで大切なのは、近道をしすぎないことです。

血糖値を下げるだけなら食べなければいいだけですが、**長期的な視点を持って、無理にガマンしないことの大切さ**をお伝えしています。

単純な話はバズりやすいですし、キャッチーで広く人に届きやすいでしょう。でも、実際は、**人それぞれで優先するべきことが異なります**。

運動は、実は食事よりも大切なケースがあります。

筋肉を増やすのに運動は必須ですし、今までより少し体を動かせば、血糖値を含めた健康によいのです。
ただ、**やる気を出すのが難しい方がいらっしゃり、やる気の出し方が重要だったりもします**ので、3人3様のケースを参考にしていただければと思います。

薬剤に関しても、その方の特性に合わせて、投薬が必要なケースが出てきます。体質的に薬を飲むのがベストな方もいらっしゃいます。そういった方が薬を飲まずに無理に食事を減らすと、かえって健康を損ねることになりかねません。

ここまでの説明で、〝**血糖値も糖尿病もややこしい！**〟と思われたかもしれません。そうなんです。ややこしいのです。ややこしい病気だけれども、だからこそ、一人一人の体質や、暮らし方に沿った治療法があるということをお伝えしたいのです。

治療の目的は〝健康になること〟です。

糖尿病というと〝食生活の乱れが原因〞と受け止める方がいます。それによって、病院から足が遠ざかる人も少なくありません。

でも、自分のせいで糖尿病になったわけではありません。

また、治療のためには、あれこれガマンしないといけないと思われる人も多いでしょう。ただ、実際には、あれこれガマンすることよりも、どうしたら健康のために続けられるかを見つけていく作業になります。

特に食事は、人生の楽しみにも直結します。**楽しみを失わずに、健康に一歩でも近づく食べ方を身につけられたら、よりよい人生に磨きがかかる**ことでしょう。

血糖値を調整することは健康の土台です。

健康で長生きするためにどう向き合っていくか、長期的に考え、焦《あせ》らず、一歩一歩積み重ねていきませんか。

糖尿病専門医　大坂貴史

初めての受診

頻尿の症状で受診し「糖尿病」と診断 のどがやたらと渇くのもサインだった

ケース
3
横田みずほさん
（52歳・女性）

やせていて、症状がなくても糖尿病だった少食で栄養不足、便秘気味なら赤信号

スタッフ
装丁……小口翔平＋青山風音（tobufune）
本文デザイン……島村千代子
DTP……株式会社キャップス
構成……江山彩（編集室桜衣）
校正……麦秋アートセンター
編集……大矢麻利子（KADOKAWA）

ケース
1
坂田加奈子さん（43歳・女性）

極端な糖質制限を実行したら、糖尿病と診断！　糖質をガマンしすぎると血糖値が上がりやすい？

プロローグ

薄緑色をした1通の封書。

私の今後の人生がこの封書によって、決められてゆくのか……。

ここに至る経緯を振り返りたいと思う。

私は20代で結婚。29歳で出産。産後も働き続ける〝ワーキングマザー〟だ。

昨年、娘が中学生になり、お弁当を作る生活が始まった。忙しさに拍車がかかったのは事実だが、成長期の子どもがお腹《なか》をすかせずに1日を過ごすに足《た》る程度のお弁当にはしてあげたいと思う。せめてものがんばりどころだ。

そんなバタバタな朝時間の中で、私は冷蔵庫からいつものやつを取り出してコップに注ぎ、水で割って飲む。〝ザクロ果汁入りのビネガードリンク〟だ。

家族にはパンや卵にミニトマトをつける程度の朝食を用意するが、私は食べていない。ここ数年、体重の増加に歯止めがきかず、朝から固形物を口にすることに抵抗がある。かつて54kgだった体重が、出産を機に増え続けて60kg台になった。43歳の今は63kgになり、もう少しでかつての私から10kg増になる。

ちなみに、身長は162cmだ。

だからといって何もしてこなかったわけではない。ただ最近は食事の量を減らしても、体重が減らないばかりか、増加するいっぽう……。

そんなわけで、朝食は美容に効くといわれるビネガードリンクだけになった。

夫と子どもを見送り、私も自宅を出る。通勤途中のカフェでは、温かいハニーラテを購入。はちみつは体によいし、仕事の合間に一息つくときの癒やしドリンクだ。

昼食は、時間が合う同僚と近くのお店で外食するか、コンビニでサンドイッチや調理パン、おにぎりと野菜ジュースを購入することが多い。サラダを買う日もあるが、野菜ジュースがてっとり早くて重宝している。

夕食は自炊を心がけるものの、課長という立場上、部下の仕事の調整に入ったり、上司の決裁を取り付けるべくご機嫌を取ったりしていると、終業時間ピッタリに退社できる日は多くない。

帰りが遅くなる日は惣菜《そうざい》に頼ったり、娘とファミレスで済ませたりしている。

そして、先月末のこと。毎年受けている会社の健康診断の結果が届いた。

空腹時血糖値が１１８mg／dL、ヘモグロビンＡ１c《エーワンシー》が６・４％で、糖代謝検査の総合判定はＣ。「要再検査」を示す結果だ。父が糖尿病を患《わずら》っていることもあって、糖代謝の結果だけは常に気にしていたが、ついにこの日が来てしまった。

近所の内科クリニックで検査結果について相談すると、「ＯＧＴＴ」という経口ブドウ糖負荷試験を受ける予約を入れるように言われた。

検査日までの２週間は血糖値を上げないように徹底的に食事から糖質を抜いた。ご飯、パン、麺などの主食は食べず、お菓子類、朝食のビネガードリンクもやめて、水かお茶にした。

そして、検査に臨んだ結果がこの封書というわけだ。通称〝紹介状〟だが、正式名称は「診療情報提供書」ということをネットで調べて初めて知った。

初めての受診

糖質制限の落とし穴を専門医に教えてもらう
炭水化物は増やしていい!

経口ブドウ糖負荷試験は、10～14時間の絶食のあとに75ｇのブドウ糖を含む液体を飲んで、2時間後までの血中ブドウ糖濃度、つまり血糖値を2時間にわたって測定する検査。この結果が、糖尿病の診断の1つの基準になる。

私の結果は、ブドウ糖液の摂取前が１１４、摂取30分後が１８６、摂取1時間後が２１５、摂取2時間後が２１７。ヘモグロビンＡ１ｃは６・２％だった。

2時間後の血糖値が２００を超えると、「糖尿病」と診断されるのだそう。

「検査前にしっかり糖質を控えてもこの結果なので、早々に治療が必要でしょう。〝紹介状〟をお渡ししますから、早めに糖尿病の専門医に診《み》てもらってください」

クリニックの医師から放たれた言葉は、想像以上に私の心を重くした。

そして今日、会社には「有給休暇届」を出して休みをもらい、糖尿病内科のある病院へ足を運んでいる。

昨今は休暇を取るのに理由を聞かれることはなく助かっているが、今日も忙しく働いている同僚のことを考えると、なさけない気持ちになる。

窓口でマイナンバーカードと紹介状を渡すと、問診票を書くように促された。

糖尿病の家族歴欄には「実父」と記載し、インスリンによる治療中であることも書き添える。そして、これまでの経緯を簡潔に記した。

「坂田加奈子さん、診察室にお入りください」

「はい。よろしくお願いします」

ほがらかなO先生とは対照的に、私の顔は険しいものだったに違いない。

「先生、私は糖尿病ですか？　インスリン治療が必要ですか？　一生ですか？」

これまでガマンしてきたことが溢《あふ》れ出るように、言葉が止まらなかった。

でも、先生は私の質問に対する回答をすぐにはくれず、問答が続いた。

▼血糖値が上がる〝糖質制限の罠〟

「問診票に書いてあった糖質制限について、もう少し詳しく教えてもらえますか？」

「はい。会社の健康診断で糖代謝検査の結果がC判定でした。太ってしまったのが悪いのだろうと思い、以前に実践して体重を一時的に落とせた糖質制限ダイエットをしました。糖質を減らせば血糖値も上がりにくいから、糖尿病にもいいと思って」

「具体的に減らした食品は何ですか？」

「ご飯、パン、麺などの炭水化物メインの主食は2週間食べなかったです。いも類もほとんど食べず、甘いお菓子もガマンしました」

「主食を抜く糖質制限中に、経口ブドウ糖負荷試験を受けたということですね？」

「はい。『糖質制限をしても血糖値が高いから、糖尿病の治療が必要です』と、検査を受けたクリニックの先生に言われました」

「なるほど……」

と言ってうなずき、少し間をおいてから０先生は話し始めた。

「**食後に血糖値が高い状態が続いて下がらなかったのは、主食を抜くレベルの糖質制限をしていることが影響したと考えられます。**空腹時血糖値だけを見れば、現段階で坂田さんは糖尿病ではなく、薬やインスリンによる治療も必要ありません」

おどろきで言葉に詰まっていると、先生は続けた。

「糖質制限は医師も患者さまもよいものと思っていることが多く、〝糖質を減らしても結果が伴わないなら薬の服用しかない〟と判断されてしまうことが多いんです。坂田さんのようなケースで紹介状を持参されるのはめずらしくないんですよ」

正直よくわからない……。

「えっと、糖質制限をすると血糖値が上がるんですか？　私が思っていたことと逆なので、混乱しています」

「その可能性があります。わかりやすいように少し乱暴な言い方をすれば、糖質を含む食品を食べなければ血糖値は上がりません。ここまでは、いいでしょうか？」

「はい」

「ただ、糖質制限をしている状態で高糖質の食品を摂取すれば、**血糖値が上がっても血糖値を下げるホルモンであるインスリンの反応が遅れたり、悪くなったりします。そして、血糖値が高い状態が続いてしまいます**。これが、今の坂田さんの体で起きている状態と考えられます」

だめだ、私はまだ理解が十分にできていない。

「坂田さんは血糖値を下げるために主食や甘いものをすべて抜いて、血糖値を上げない生活を送っていました。つまり、インスリンのほうも反応をしなくていい状態です。**要は〝サボりグセ〟がついた**と考えてください。この状態でブドウ糖液を一気に飲む糖負荷試験を受けたため、急激に血糖値が上がったけれど、**インスリンが適切に働かずに血糖値が下がらなかった**というわけです」

そして、先生は続けた。

「検査の10～14時間前までは絶食が必要ですが、本来、**検査前には糖質を150g**

以上含む食事を3日以上摂取することが条件なんですよ」

「えっ、そうなんですか⁉」

「おそらく検査を受けるに当たって、そういったアナウンスがされていたと思うのですが……」

「とにかくやせなきゃ、糖質を控えなきゃと頭がいっぱいで、検査の受け方の詳細までよく確認しませんでした」

「そうでしたか。ただ糖尿病の一歩手前である〝境界型〟には該当すると思われるので、血糖値を速やかに下げられる体質を取り戻す必要がありますね」

先生からの処方箋

血糖値を下げにくい体質になるため、極端な糖質制限を続けるのは危険！

▼糖尿病は誤解の多い病気

「糖尿病じゃなかった！」

という喜びの半面、多少なりとも糖尿病を気にかけてきた人間なので、「境界型」というワードにひっかかりを覚える。**いわゆる〝糖尿病予備群〟**というやつだ。薬やインスリンによる治療は必要ないとのことだが、どうすれば予備群を抜けられるのだろうと思いを巡らせていると、先生が言った。

「糖尿病はよく知られているようで、誤解が多い疾患でもあります。坂田さんは家族歴もあるということなので、糖尿病の病態について確認しておきましょう」

「それはありがたいです」

「聞いたことがあるかもしれませんが、『糖尿病』という名称にも誤解を生む要因があります。なぜ、『糖尿病』と呼ばれるか知っていますか？」

「尿に糖が増えるから……ですよね？」

「はい。ただ、必ずとは限りません。尿糖が出ていれば糖尿病の疑いがあるので検査を受けてもらいたいですが、糖尿病の初期では尿糖が出ないケースがあります。だから、診断基準に採用されていないのです」

「確かに。この間も採血検査だけで尿検査は受けませんでした」

「そして、糖尿病がどんな病気かをご存じですか？」

さすがに、それは私にも答えがわかる。

「**〝血糖値が高くなる病気〟**だと理解しています」

「そのとおりです。では、どうして血糖値が高くなるのでしょう？」

「糖質の多いものをたくさん食べるから……でしょうか？」

「それもあります。でも、食事だけが糖尿病の原因ではありません。食事や運動、睡眠などの生活習慣が影響するケースもありますが、**要因の半分は遺伝的な要素や体質によるもの**です。だから、糖尿病が『生活習慣病』と位置づけられることも、病気に対する誤解を生じる要因だと思っています」

「そうなんですね。食べすぎや運動不足が原因なのかと思っていました。でも、肥満だと糖尿病になりやすいんですよね？」

「肥満だと血糖値が上がりやすいという相関関係は存在します。ただ、日本人は欧米人のような極端な肥満体型の人はほとんどいませんよね？　にもかかわらず糖尿病患者の割合は多いです。専門的には〝インスリン分泌能〟と言いますが、日本人は血糖値が高くなったときにインスリンを分泌するパワーが欧米人に比べて小さいことが関係しています。これは人種による体質の特性です」

甘いものを食べすぎたから糖尿病になるという、単純な話だけではないことがわかった。

「ちなみに血糖値が高い状態が続くと、どうなるかわかりますか？」

「糖尿病から合併症を起こす人が出てきます……」

「そうです。血糖値が高い状態が続くと血液循環が悪くなって、傷が治りにくくなったり、血管や神経に負担がかかったり。心臓病や脳卒中、合併症のリスクが上がります。糖尿病の3大合併症は感覚の働きに障害が出る『**神経障害**』や腎臓の障害『**腎症**』、視力障害の『**網膜症**』です。糖尿病が怖いと言われる理由は、こうした**合併症になるリスクがある**こと。だから、**血糖値を安定させることが大切**なのです」

バラバラだった情報が少しずつつながってきた気がする。

「私のように家族歴があると、糖尿病のリスクは高くなりますか？」

「そうですね。**家族歴があると、男性も女性も2～3倍、糖尿病リスクが上がる**というデータがあります」

「そうですか……。今は〝境界型〟でも、将来的には糖尿病になるんでしょうか。正直、40代で糖尿病の一歩手前だと言われて不安です」

「現在、成人の5人に1人は糖尿病か、その予備群と言われています。予備群を合わせれば、その数は約2000万人と推計されます。きちんと診断や治療を受けていない人が多いのが現状ですが、少しでも早く異変に気づいて治療を始めることが、糖尿病にならず、ひいては合併症を防ぐ大事なポイントです。坂田さんはすぐに医療機関を訪れて、今の体の状態がわかりました。だから、今日から血糖値を下げる方法を探っていきましょう。大丈夫ですよ！」

先生からの処方箋

「生活習慣病」という名称に惑わされないで！糖尿病は体質も大きく影響する病気

▼糖尿病の診断は血液検査が必須

先生の力強い言葉に、固く緊張していた心身がほぐれるのを感じた。ここまできたら、この際、恥をしのんで聞いておこう。

「先生、血糖値には空腹時血糖値とか、随時血糖値とか、ヘモグロビンA１cとかいろいろあって、どの数値に注目したらいいのかよくわかりません」

「血糖値にはいくつかの指標があり、それぞれ異なる目的で使われます。診断は総合的に行いますが、簡単に説明しましょう」

「ありがとうございます」

「**空腹時血糖値**は、食事をとらずに8時間以上経過した状態で測る血糖値のこと。110～125は〝境界型〟で、**126以上だと糖尿病の疑い**があります」

「私は健康診断で118だったので、〝境界型〟というわけですね」

「次に、**75g経口ブドウ糖負荷試験の2時間後血糖値**。75gのブドウ糖を含む液体を飲んで、2時間後に測る血糖値のこと。これが**200を超えると糖尿病の疑い**があります。前回の検査で坂田さんが指摘されたものですね」

「じゃあ、随時血糖値は？」

「**随時血糖値**は、特定の時間や空腹時を問わず、いつでも測ることができる血糖値です。これも**200を超えると糖尿病の疑い**が強くなります。これら3つの血糖値のいずれかが基準値を超えると、『糖尿病』と診断されることがあります。ただ、先ほども伝えたように基準値以上だから即、糖尿病と診断するわけではありません」

「そうなんですね。わかりました。では、ヘモグロビンA1cは？」

「**ヘモグロビンA1c**とは、血液中の赤血球に含まれるヘモグロビンにブドウ糖が結びついたものの割合です。この値は、**過去1〜2か月の平均血糖値を反映した数値**で、日々の血糖値の上下にかかわらず全体の傾向を把握できるため、血糖値管理や糖尿病の診断で重視しています。**6・5%以上だと糖尿病と診断される可能性が高くなる**ので、この数値は覚えておくといいでしょう」

「では、4つの数値が基準を超えないようにコントロールすればいいのですね」

「ただ血糖値は変動するもので、基準値を1超えたらダメで、1低ければ大丈夫という話ではありません。坂田さんは**食後の血糖値を下げることからスタート**です。それでヘモグロビンA1cは自然に下がるはずですよ」

先生からの処方箋

血糖値は常に変動するもの。まずは、食後の血糖値を下げることを目指す！

▼ご飯などの主食はしっかり食べる

「ここからが本題です。坂田さんの**糖質制限生活は今日で終了**しましょう。なぜなら、糖質制限によって血糖値が上がりやすくなっているからです」

「は、はい……。ご飯を食べていいということでしょうか」

「もちろんです。**食事から主食を抜かないでください**。勘違いをしている人もいらっしゃいますが、ご飯などの炭水化物が多い食品には糖質だけでなく、食物繊維が含まれます。**食物繊維こそ血糖値を安定させる重要な成分**です」

「ご飯やパンは糖質が多いから、血糖値の敵なのかと思っていました」

「食物繊維の多い主食であれば、血糖値が上がる心配は少ないです。食物繊維には〝水溶性〟と〝不溶性〟の2種類があり、特に水溶性食物繊維が水分を吸収してゲル状になり、食べたものの消化スピードを遅くします。これによって胃から小腸への糖の移行スピードが遅くなり、血糖値の上昇を緩やかにすると言われています」

「それは聞いたことがあります」

「食物繊維は消化されにくいため、胃の中に長くとどまるので満腹感が長く続き、**食べすぎを防ぐ効果も期待**できますよ」

でも、それならなぜ、私は〝糖質制限ダイエット〟でやせたのだろう？

「先生、私は昔、今回と同じように主食や甘いものを食べない〝糖質制限ダイエット〟でやせたことがあります。それはなぜですか？　やせたほうが糖尿病対策にもいいと思うのですが……」

「先ほどお伝えしたように、ご飯やパン、麺などの主食には食物繊維が含まれていて、この食物繊維が体に水分をたくわえます。だから、それを抜くことで水分も体から抜け、〝体重が落ちる〟のです。だからリバウンドしやすいという結果も出ていますよ」

「はぁ。そうなんですね」

「主食を抜くことでインスリン分泌が低下し、さらに主食の代わりに動物性タンパク質や脂質を摂《と》りすぎることでも血糖値が上がりやすい体になっています。**糖質制限は長期間続けることで、糖に対するインスリンの反応が悪くなる事態が引き起こされる**んですよ」

「そうなんですね。糖質制限って糖尿病にもいい食事法なのかと思っていました」

「制限するレベルも重要だと思います。ラーメンとチャーハンと餃子というトリプル炭水化物を食べていた人が、チャーハンだけにするように過剰な糖質を減らすなら、体への負担が軽くなるでしょう。ただ、食事から炭水化物を一切抜く食べ方はおすすめできません。**血糖値が安定するように、自分の体に必要な栄養を摂る食事をするのが大切**なんです」

そこそこ健康には気をつけてきたつもりだったが、知らないことばかりだ。

「糖質制限食が流行して10年ほどが経過し、少しずつ長期にわたって行う糖質制限の弊害がわかってきているところです。事実、糖尿病の人で、糖質制限を長く続けていてインスリン注射が必要になってしまうケースが増えています。**インスリンを**

出さなくてよい状況が続くと、本当に出せなくなってしまうのです。人間の体は、とても合理的にできているのですね」

〝**糖質制限が血糖値を上げやすくする**〟という思わぬ事実を突きつけられ、まだ頭がフワフワしていた。しかし、私はこれから何をどうやって食べていけばいいのかきちんと確認しなければいけないと思った。

先生からの処方箋

主食の米は敵じゃない！　食物繊維も豊富なので味方につけて血糖値を安定させる

▼継続して食べやすい主食を選ぶ

「糖尿病や糖質制限のリスクがよくわかりました。今後は、主食を食べるようにします。ちなみに、白米よりも玄米のほうがいいですか？」

「坂田さんは玄米が大好きで、毎日食べられますか?」

私が先生にたずねたのに、なぜか疑問形で返される。率直に私の意見を述べた。

「玄米は好きですが、たまにだから食感を楽しめる感じですかね。やっぱり白米はおいしいし、玄米を自宅で炊くのは難しそうです。家族もいますし……」

「では、たまに取り入れるようにしてみてください。**大切なのは継続すること**です。確かに白米よりも玄米のほうが血糖値を上げにくいですし、食物繊維量も栄養価も高いです。ただ突然100%玄米にしても、続かなければ意味がありません。**白米にもち麦や雑穀をプラスすれば食物繊維量を増やせます**し、炊飯器で簡単に炊くことができます。おいしく手軽に続けやすい方法で食事を楽しんでください」

食事を楽しんでいいなんて、まだちょっと信じられない。

「ご飯はどれくらいの量を食べていいのでしょうか?」

「坂田さんはお仕事はデスクワークでしたよね? 運動習慣は?」

相変わらず、質問をすると質問で返される。しかも、ご飯の量を聞いているのに、なぜ運動習慣なんだろう……。

「デスクワークで、運動はニガテです」

「そうすると1日約1800kcalが必要なエネルギー量になるので、1食で600kcal。このうち半分程度を主食にするなら、お茶碗1杯で150gくらいですね。この量のご飯で体重が増えるなら、おかずから脂質を摂りすぎていたり、間食や飲み物からカロリーを摂りすぎていると考えてください」

やっと理解できた、先生が私の質問に対して質問で返してくるのは、私の生活に合う答えを一緒に探すためだったのだ！

「ちなみにパンでもいいですか？」

「パンは好きですか？」

「はい。というか、朝はラクなので」

「朝食にパンでもいいですよ。**ご飯150gに相当するカロリーは、6枚切りなら1.5枚、8枚切りなら2枚、ロールパンなら2～3個。**目安としては100gと覚えておくといいでしょう。パンについてもご飯と同じで、全粒粉のパンを選べば血糖値は上がりにくいです」

「ランチはコンビニか外食が多いのですが……」

「**コンビニランチならそばがおすすめ**です。それに、とりむね肉入りのサラダをプラスすれば栄養バランスが整いますよ！」

先生からの処方箋

未精製の穀類は血糖値を上げにくい。ご飯でもパンでもローテーションしながら、飽きずに続けて！

▼「ベジファースト」にこだわらない

「先生、食物繊維が大事ということは、やっぱり野菜は重要ですよね？」

「野菜は好きですか？」

「好きですが、たくさん食べられているかというと足りない気がしています」

「どうやって食べることが多いですか？」

「レタスをちぎったり、ミニトマトをかじったり。自宅ではあまり手間がかからないものばかりですが……」

「それは継続してください。**手間をかけないことはポイント**です。ちなみに野菜を食べることは大切ですが、**食物繊維量だけに限って言えば、生野菜だけでなく米や小麦、そばなどの穀類をしっかり食べることでカバーしやすい**です。日本人の食物繊維摂取量が減っていることには、野菜不足に加えて、玄米や全粒穀物などの未精製の穀類が減っている影響が大きいと考えられます。もちろん野菜にも食物繊維が含まれますし、ビタミン、ミネラルを含めて、体の調子を整える栄養素が摂れる食材です。カラフルな野菜は食卓を華やかにしてくれますしね」

「野菜ジュースでもいいですか？」

「その話は後ほど詳しく説明します。先に野菜の食べ方についての話を続けますね。

野菜を増やす工夫としては、先ほどのレタスやミニトマトの下に千切りキャベツを置くだけでもいいですよ。千切り専用ピーラーも便利ですし、何なら千切りになったカット野菜がスーパーに売られています。そういうもので上手に工夫してみるといいかもしれません」

「炒めもの用の野菜セットは買ったことがあります」

「そうですか。そういう商品も使いながらでいいですよ。野菜の量を増やすには、加熱するとカサが減ってたくさん食べられますね。食物繊維の面から言えば、葉物よりも、**豆類やいも類、海藻などを増やす**ように意識するといいでしょう」

いもって糖質が多いから血糖値を上げやすいんじゃなかったっけと思ったところで、糖質制限から頭を切り替えなきゃと思い直すことができた。

「先生、野菜を先に食べる〝ベジファースト〟で、血糖値は上がりにくくなるんですよね？」

「〝ベジファースト〟をしていますか？」

「必ずではないですが、思い出したときには先に野菜を食べるようにしています」

「では、それを継続でいいと思いますよ。ただ、**野菜を先に食べるだけで血糖値が上がりにくくなることを示す決定的な報告は出ていない**んですよ」

え、何ですと？　と、面食らった顔をしているのが先生にもわかったよう。

先生も苦笑いをしながら、教えてくれた。

「根拠が乏しいこともあって、**糖尿病の食事指導の項目からもベジファーストについての記載は削除**されています。とにかく野菜を全部先に食べきってからほかのおかずに手をつけるという順序を徹底する必要はありません。温かいものは温かいうちに。料理をおいしく食べられるタイミングで食べればいいと思いますよ」

メディアで言われている情報を鵜呑《うの》みにしている自分に気づいた。

先生からの処方箋

野菜には手間をかけなくていい。
食べる順よりも〝適切な量を食べる〟ことが大事！

▼飲み物は水、お茶、ブラックコーヒー

「野菜ジュースの話が出ましたが、坂田さんは野菜ジュースを飲みますか？」

「はい。ランチは外食が多いので、野菜不足にならないように野菜ジュースを買うことがよくあります」

「そうですか。そのほかに、カロリーを含むドリンクを飲みますか？」

「はい。糖質制限をする前は、美容効果を期待してビネガードリンクを毎朝飲んでいました。あとは、カフェでハニーラテをよく頼みます」

「わかりました。やめられそうですか？」

「やめたほうがいいですか？」

やめられますと即答できない私は、疑問形で返事をしてみた。

「そうですね。**甘い飲み物は糖質の吸収が非常に早いので、血糖値を急激に上げてしまいます**。すると、今の坂田さんのようにインスリンの分泌がうまくいかないと

血糖値が高い状態が続きやすくなります。また血中に糖が増えれば、中性脂肪も増加して太りやすくもなります。**糖尿病だけに限らず、健康維持のためにカロリーを含む甘いドリンクはやめるのがベスト**です」

「野菜ジュースもですか？　ビタミン不足になりそうな気がして……」

「野菜ジュースからは食物繊維が取り除かれているので、**完全に野菜とは別の食品**だと思ってください。健康のためにという謳《うた》い文句に誘われやすいですが、甘みは糖分なので、血糖値を上げる飲み物です。ビタミンはジュースではなく、野菜から摂りましょう。もし不足が気になるなら、**食後にみかんを1個食べるほうがずっといい**ですね。ビネガードリンクも同じ理由でやめるのがベストです」

「では、ハニーラテははちみつを抜いて、ラテならOKでしょうか？」

「そうですね。ラテがベターです。ただ、牛乳にも乳糖という糖が含まれるので、コーヒーならブラックがベストです。普段飲むなら、水かお茶にしましょう」

「糖質制限はしなくていいけれど、甘い飲み物は制限したほうがいいのですね」

「糖質とひとくくりにしがちですが、**穀類には糖質以外に食物繊維のほか、さまざまな栄養素**が含まれます。いっぽう、**ジュースは〝糖質の塊〟**です。**水に溶けてさらに体に吸収されやすくなっているの**で、とても危険です。あれもこれもやめてとうるさく言いたくないと思っていますが、飲まなければ血糖値が下がるので、甘いドリンクはやめたほうがいいです」

甘いドリンクに頼ってきたので不安はあるが、ここは先生の言うとおりにしよう。

先生からの処方箋

糖尿病を遠ざけるには、甘いドリンクと決別を！

▼「血糖値スパイク」にご用心！

「ジュースを避ける理由にも関連しますが、坂田さんは**食後の血糖値を急激に上げ**

すぎないことが大切です。空腹時血糖値がそこまで高くないことから判断しても、インスリン自体は出ていると考えられます。ただ反応が悪く、臓器による〝インスリン抵抗性〟も高くなっていることで、食後の血糖値が上がりやすくなっています。そのため〝**血糖値スパイク**〟も起こりやすい状態です」

「血糖値スパイクって何ですか?」

「血糖値スパイクは、食後に血糖値が急激に上昇する現象のことで、食前血糖値が正常範囲の人にも起こります。だから、発見するのはなかなか難しいのです。インスリンを分泌する力は保たれているのですが、適切なタイミングで出ず、遅れてしまうから血糖値を抑えるのに間に合わない。これは〝インスリン抵抗性〟が高くなってすい臓に負荷がかかっていることがきっかけになることもあります」

「先生、ごめんなさい。インスリン抵抗性って何ですか?」

「インスリンが十分に働くことができない状態には〝**インスリン分泌低下**〟と、〝**インスリン抵抗性**〟という2つの原因があります。**前者はインスリンをすい臓からう**

まく分泌できない状態を言い、**後者はインスリンが分泌されているにもかかわらず、インスリンが臓器に作用しづらくなり、血糖を臓器に取り込むためにより多くのインスリンを必要とする状態**を言います。だから、インスリン抵抗性が上がると空腹時の血糖値も上がりやすくなって、糖尿病に近づくことになるのです。これを避けることが必要なんですね」

完全に理解しきれたとは言えないが、とにかく食後の血糖値を上げないことが重要なことは伝わった。

先生からの処方箋

食後の血糖値を上げない工夫でインスリンの効きを改善しよう!

▼食後に立ち歩けば血糖値が上がりにくい

「ここからは、少し運動の話をしましょう。**食後の血糖値を下げるには、運動が効果的**です。運動は苦手とおっしゃっていましたね」

「はい。スポーツジムに通《かよ》ったこともありますが、長続きしなくて。運動したほうがいいとはわかっているのですが……」

「運動については、少しずつ習慣にしていくことが大切です。運動をするために、わざわざウェアに着替えてスポーツジムに行く必要はありません。坂田さんに限ったことではなく、それではだれでも続きにくいでしょう」

おっしゃるとおりですと、心の中でうなずいた。

「**食後30分以内に座っている時間を減らしましょう**。まずは、これだけでいいです」

そんなことでいいならと思ったが、やってみると、意外と難しいのかもしれない。

「具体的には、何をしたらいいのでしょう？」

「**立ち歩くだけで筋肉が糖を使い始める**から、血糖値の上昇が緩やかになります。食後はすぐに食器を洗ったり、リビングの床や台所をフロアワイパーで拭《ふ》いたりすれば、片付けもできて一石二鳥です。食器を洗うときには、**かかとの上げ下げをプラス**すれば、身体活動量が増えますね」

「それって、〝運動〟なんですか？」

「身体活動とは簡単に言うと、〝体を動かすこと〟です。筋肉を使ってエネルギーを消費する。だから**立ち歩くことだって立派な身体活動**ですよ。ランチ後もすぐに席に戻らず、少し歩くだけで違います」

「わかりました。どれくらいの時間やればいいでしょうか？」

「どれくらいの時間ならできそうですか？」

先生のほうも見抜かれていることに気づいたのか、思わずお互いにほほえんだ。

「タイミングにもよりそうですが、10分くらいなら……」

「では、**毎食後、最低3分間はイスから立ち上がる**ようにしましょう。それも難しい日は、1分間でいいので実践してみてください」

私が盛っていることに気づいたのか、私の回答よりも少ない時間が設定された。

「できそうですか？」

「はい」

「ほかに聞きたいことはありませんか？」

「血糖値は毎日測ったほうがいいですか？　父は毎食、測っているようなので」

「その必要はありません。インスリン注射を打っている人は、血糖値が下がりすぎる心配があるので、必ず血糖値を測ることになっています。ただ、坂田さんには必要ありません。次の1か月後の受診時に採血をして、血糖値の状態がどのように変わるか確認しましょう」

「わかりました」

「それでは、次回の来院時は普段どおりに食事をしてきてください。お大事に」

先生からの処方箋

食後30分以内の立ち歩きで血糖値の上昇を緩やかにできる！

1か月後

昼食にパスタや親子丼もOK！食べすぎに注意なのはレッドミート

今すぐ糖尿病治療が開始される覚悟で受診したので、少々拍子抜けもしたが、現段階で糖尿病ではないとはっきりして本当によかった。でも、家族歴があって糖尿病に進むリスクが高いだけに、どうなるかはこれからの生活にかかっている。

私の病状を心配してくれていた両親とも話をした。

父は健康診断で糖尿病のサインが出ていたのに、忙しさを理由に医療機関にかかることをしなかったそう。定年後、のどがやけに渇くようになって初めて受診し、インスリン注射しか道はなかったと話してくれた。一時は腎症の心配もあったようだが、今は血糖値の管理がうまくいって、病状は安定している。

若い頃は毎晩のように飲んでいたお酒もあまり欲しくなくなって、すっかり弱くなったようだ。母は医師から中性脂肪値が高いと指摘されているので、食後は両親揃《そろ》って散歩を習慣にしているそうだ。お互いが支えになっていることは、とても頼もしいと思った。

ただ、インスリンのサポートを借りる生活には慣れたけれど、「糖尿病」が世間から〝不摂生だった〟とか、〝生活習慣が悪かった人〟というイメージで見られてしまうことは、変わらずつらいとこぼしたことは印象的だった。

私の日常はというと、朝食から変わった。

主食に何を食べるかという問題は、娘のお弁当作りのために、朝、ご飯を炊いているのだから、ご飯を食べたらいいという答えに落ち着いた。

お弁当に詰めて余ったご飯は、いつも保存パックに入れて冷凍している。その一部をおにぎりにして私の朝食にした。

優雅に座って食事をしたいところだが、そんな余裕はない。

行儀がいいとは決して言えないが、おにぎりは台所で食べるワンハンドメニューとして便利なのだ。ただもち麦入りのご飯はポロポロとこぼれやすいので、対策方法を検索したところ、**スライスチーズをちぎって混ぜる**方法が紹介されていた。マネしてみると、確かにこぼれにくくなった。

常備していたビネガードリンクは、あの日以来、冷蔵庫から姿を消した。もったいないとは思ったが、けじめとして中身を処分したのだ。

朝食後は普段から座ってなどいなかったので、〝食後の立ち歩きルール〟を守れている。外食ランチでは、会社に戻るまでに歩く時間を設けられる。

問題は社内で昼食を済ませるときだ。社内で食事をする日は決まって忙しいのだが、ゴミを捨てることを理由に立ち上がり、少し多めにフロアを歩いている。

夕食後の運動のハードルは高い。帰宅してすぐの、立っているのもつらい状態で食事を作り、食べ終わった食器は食洗機に投げ込んで、ソファで脱力する日々だったからだ。最低1分でもという話だったが、1分ってカウントすると意外と長い。

10分ならできるかも……なんてよく言えたものだと反省した。

そして、〝甘いもの欲〟は消えなかった。

カフェでのオーダーはがんばってブラックコーヒーかラテにしたものの、幾度、甘みのついたドリンクを注文してしまおうと思ったことか。娘と出かけたときには、娘が頼んだホイップつきのココアを一口もらおうともしてしまった。

こんな弱い心で続けられるのかと不安を抱えつつ、2度目の外来に向かった。

▼パスタは高タンパクの主食

採血と体重などの測定、エコー検査が事前に行われ、その後、診察室に呼ばれた。

「坂田さん、調子はいかがですか？」

「正直、体感として大きく変化したことはありません。3食とも主食を食べるようになって、食べすぎていないかが不安です」

先生は検査結果のデータをじっと見つめている。

「食後血糖値が１４２、ヘモグロビンＡ１ｃが６・２％。いい調子ですよ！」

私としては、ヘモグロビンＡ１ｃがもう少し下がることを期待していたが……。

「ヘモグロビンの値はあまり変わっていないですが、大丈夫なんでしょうか」

「前回が６・４％で今回は６・２％ですね。先日もお伝えしたように、ヘモグロビンＡ１ｃは１〜２か月の血糖値の平均を見る指標です。だから、１か月で急激に下がるものではないのです」

「なるほど……」

「それに前回と比べて食生活を大きく変えたところは、主食をしっかり食べた点だと思います。**主食を食べても血糖値が上がらなかった。むしろ、下がった可能性がある**ということなんですよ。これは１つの安心材料です。すばらしい！」

先生がやけにほめてくれるので、気恥ずかしくなった。

「食事面で困ったことはありませんでしたか？」

「朝食は、子どものお弁当用のご飯でおにぎりにしたり、卵焼きのはじを食べたり、ミニトマトをかじったりしながら、それほど苦労なく食事ができています」

「それはいいですね！」

「昼食はパスタを食べていいのか迷いました。カロリーも高そうですし」

「それで、どうしましたか？」

「1か月の間に2回食べました。ランチはサラダかパンを選べるお店なので、サラダにしました。ドリンクはアイスティーを選びました。ガムシロなしで」

「バッチリだと思います。**パスタは基本デュラムセモリナという粗びきの小麦から**できているので、完全に精製される手前のものです。だから、そばと同様、**血糖値を上げにくい麺としておすすめ**できますよ。タンパク質も摂れますしね」

パスタとタンパク質が私の中では結びつかなかった。

「パスタにタンパク質が含まれるんですか？　糖質は多いと思いますが……」

「**糖質ばかりに目を向けていると、食品に含まれるほかの大事な栄養素を見落としがち**になります。それはもったいないですね。食品にはさまざまな栄養が含まれていて、それを複合的に食べることで健康維持に役立てることができます。パスタにはタンパク質が含まれます。1食で必要なタンパク質を完全に満たすとまではいかないですが、**ゆでたパスタ240gのタンパク質量は14gほど。**1食で20g程度摂るのが目安なので、そこそこ満たすことができますね」

「そうなんですか。意外でした」

「ただ、坂田さんがおっしゃるように、そばと比べてカロリーが高い点は否めません。毎日、ランチはパスタというようなことは避けてほしいです。とはいえ、食べてはいけないことはありませんよ」

「わかりました。ありがとうございます」

私がイメージする〝糖尿病食〟との違いに、おどろくばかりだ。

先生からの処方箋

糖質ばかりに目を向けず
食品が持つ栄養素の恩恵を受けよう！

▼選ぶべきタンパク源はホワイトミート

「タンパク質は〝体のもとになる栄養素〟と言われ、筋肉量を増やすためにも欠かせません。タンパク質が多い食材をご存じですか？」

「肉や魚、卵でしょうか」

「そうです。乳製品や大豆食品も高タンパク食品です。普段の食事では、何を食べることが多いですか？」

「豚肉が多いです。豚こま肉やバラ肉があれば、肉野菜炒めやしょうが焼き、豚汁などにできるし、価格も手頃なので、多めに購入して使わない分は冷凍しながら食べています。あとはみそだれに漬け込んだ状態で売られている豚ロース肉はフライパンで焼くだけでいいので、よく購入しています。惣菜を購入するときも、酢豚などの豚肉のおかずを選ぶことが多いです」

「魚はいかがですか？」

「買い物に行く日の夕食は、刺し身にすることもあります。ただ、育ち盛りの娘もいますので、9対1で肉のおかずが多いです」

「肉のおかずは夕食ですね？　ちなみに朝食でタンパク源は摂っていますか？」

「朝食は卵焼きのはじを食べる程度です」

「卵焼きでもいいですよ。**朝食のおにぎりにかつお節**を混ぜたり、ヨーグルトを足したりと、少しでもタンパク質をプラスするように工夫してみてください」

さらに、先生は続けた。

「**タンパク質は体にとどめにくい栄養素なので、こまめに摂取**することが大切です。前日の夕食から時間があく**朝食では、特にタンパク質をしっかり摂りましょう**」

「おにぎりはもち麦ご飯にしていて、チーズ入りのおにぎりにすることもあります。それでもいいのでしょうか？」

「よい工夫です。話を戻しますが、夕食に豚肉のおかずが多いなら、ランチはツナパスタや魚介パスタにするなど、魚介の割合を増やすといいですね。**海鮮丼もおすす**

すめです。定食屋でおかずを選べるなら、魚メインのものにするなど、無理なく変えやすいところから実践するだけでも、血糖値は改善していくはずですよ」

「肉より魚のほうがいいのは、カロリーが低いからですか？」

「まあ、そうですね。脂質も必要な栄養素ですが、過剰になれば太ります。炭水化物とタンパク質は1g当たり4kcalですが、脂質は1g当たり9kcalなので、摂取エネルギー量は倍以上。その分、少し減らすだけで効果が大きいですよ」

「脂身が少ない赤身を選ぶほうがいいのですね。ただ、牛肉は高いなぁ……」

「日本で一般的に使われる〝赤身〟とは違いますが、糖尿病に関して言えば、〝レッドミート〟よりも〝ホワイトミート〟を選ぶことがすすめられています」

「え、和牛のようなサシの入った白っぽい肉ですか？」

「いいえ。**ホワイトミートは魚やとり肉のことで、レッドミートは牛肉、豚肉、ラム肉などの獣《けもの》肉**を指します。レッドミートはエネルギー量が多く、飽和脂肪酸も多く含まれていて、糖尿病や心臓病のリスクを高める可能性が指摘されています。飽和脂肪酸は、常温で白く固形になる脂肪ですね。**魚に含まれる脂肪は常温で液体の不飽和脂肪の比率が高く、血糖値やコレステロールに悪影響を与えにくい**んです」

「豚肉は食べちゃいけないんですね……」

「そうではありません。食品についてネガティブな情報を得ると、みなさんこぞって『食べちゃダメ』と思い込みがちですが、食べてはいけないのではなく、過剰にならないように注意すると変換するのがいいと思っています」

「なるほど……」

「**食べないのではなく、持ち駒をチェンジ**してみる。豚肉5回のうち、1回は魚、2回はとり肉にしてみて体調や体重によい変化が出たら、無理をしなくても食べ方が変わっていきますよね。**ゲーム感覚でよりよいものを選び取っていくと、余計なガマンも減る**と思いますよ」

「よくなりたい一心で、食事に対してつい頭でっかちになっている分、1つでもできないと自分を責めて苦しくなることがありました。もう少し柔軟にですね」

先生のほほえみは優しかった。

「タンパク質は食事だけで摂りすぎになるようなことはないと思って大丈夫です。逆に摂取量が少ないと筋肉が減って血糖コントロールにとってマイナスです。1食の目安は、タンパク質20g程度。**肉や魚は手のひら大でタンパク質20gと覚え、卵や乳製品、大豆食品も組み合わせて積極的に食べましょう。**親子丼もいいですよ」

ランチの選択肢に親子丼を加えようと思う。

先生からの処方箋

タンパク質を増やせば、筋肉も減らずに血糖値の調整がうまくいく!

糖尿病のリスクを上げる「脂肪肝」

「脂質を減らしてほしい理由にもなりますが、先ほど行ったエコー検査で〝**脂肪肝**〟

の所見がありました」

先生は、やや神妙な面持《おもも》ちで話を続けた。

「**脂肪肝の有効な治療法は〝減量〟**です。基本的には今指導している糖尿病予防の食事を続けていただければ、大丈夫です。ちなみに、飲酒の習慣はありますか?」

「いいえ。外食時に乾杯程度でいただきますが、たくさん飲むことはありませんし、自宅では飲みません。脂肪肝ってお酒を飲まなくてもなるんですか?」

「摂取エネルギーが多く、あまり動かない生活を送っていると、脂肪をためる皮下脂肪と内臓脂肪だけではカバーしきれなくなって、本来は脂肪をためる場所ではない肝臓や筋肉に脂肪が増えるんですよ。肝臓にたまれば〝脂肪肝〟になり、筋肉であればいわゆる〝肉のサシ〟のようになります」

「それって悪化するとどうなるんですか?」

「脂肪肝は肝炎から肝硬変や肝がんに進むことがあります。また、糖尿病のリスクが上がります」

インスリンを分泌する〝すい臓〟ならわかるが、肝臓ってどういうことだ？

「よくわからないので、教えてください」

「肝臓はインスリンというホルモンを介して、血糖（ブドウ糖）を臓器内に取り込み、それでエネルギーを得ています。それと同時に血液中のブドウ糖は減る、つまり〝血糖値が下がる〟ということです。ここまでは、いいでしょうか？」

「はい」

「**肝臓に脂肪がたまってくると、インスリンの効きが悪くなります**。正常時はインスリンの量が1に対して、ブドウ糖が1取り込まれると考えてください。それが脂肪肝ではインスリンの量が1に対して、ブドウ糖は0・5しか取り込まれないようになります。**これが、〝インスリン抵抗性が上がった状態〟**です。では、ブドウ糖を1取り込むにはどうしなくてはいけませんか？」

「インスリンの量が2必要です」

「そのとおりです。インスリンを増量するためにすい臓はせっせと働きますが、やがて対応しきれなくなってインスリンが不足。すると、どうなりますか？」

「血糖値が下がらなくなる……ということですね」

「そういうことです」

前回の受診時にはわからなかった〝インスリン抵抗性〟を、今やっと理解できた。

「先生、これまで受けてきた健康診断で脂肪肝だとか、肝臓が悪いと指摘されたことはないのですが、急に悪くなったのでしょうか？　何がいけなかったのでしょう」

「脂肪肝のアラートとして、血液検査でわかるＡＬＴ、ＡＳＴ、γ《ガンマ》-ＧＴＰという酵素の血中量が高値を示すことがあります。ＡＬＴ、ＡＳＴは、30以上だと要注意として医療機関にかかることが推奨されます。ただ、なぜか糖尿病の患者さんや境界型の人ではこれらの数値があまり高くならない人が多いんですよ。どちらにせよ脂肪肝はエコーで確認しない限り診断がつかないので、これまでの蓄積で少しずつ肝臓に脂肪が増えてきていたのかと思います」

「そうなんですね……」

「ただ、落ち込まないでくださいね。脂肪肝の存在がわかったことは、血糖値が上がりやすくなっている理由が1つわかったということです。だから、原因を1つずつ減らしていきましょう」

「はい……」

「**脂肪肝があると糖尿病リスクが上がります**。そして、**血糖値が高い状態が続くと過剰なブドウ糖が中性脂肪として蓄えられて脂肪肝**になりやすくなります。安心してください。今進めている改善策を続ければ大丈夫ですよ」

O先生は自信たっぷりにそう言った。

しかし脂肪肝があるとの指摘に、私は糖尿病が決して遠ざかったわけではないという現実を突きつけられた気がしている。

先生からの処方箋

脂肪肝と糖尿病は相互に影響する。
負の連鎖を断ち切って健康への切符を手にしよう

▼運動の目標は2段階で設定

「〝食後30分以内は座っている時間を減らす〟という目標は達成できましたか?」

「職場ではフロアを歩いたり、夜は強制的に近くのコンビニまで歩くなど、座っている時間を減らすように意識しました。やったことはメモに残しています」

「おぉ、20分も歩いた日もあるんですね。すばらしいですね。ただ今後も続けるためには、1日に3回もやったことを書くのは大変でしょう。3分以上できたときは◎、1〜3分は◯、まったくできなかったら×というように簡略化して記したり、スマホに記録したりするのもおすすめです。◎が並んでいれば、次も埋めたいと前のめりな気持ちが働くものです。また、できるだけ×を付けずに済むように、**基本の目標とそれが難しいときの小さな目標の2段階にする**のもポイントです。**運動量がゼロになりにくく、モチベーションを保ちやすくもなります**」

「なるほど。やってみます」

「食後30分以内にできるだけ座らないのは〝運動のタイミング〟の習慣づけでした。**食後の血糖値を上げにくくするためには、食後30分以内に、少しでも動くことが有効**だからです」

「はい」

「ただ、糖尿病や予備群の人が運動をする目的は血糖値を下げるだけではなく、体重を減らしたり、脂肪を減らしたり、筋肉をつけたりすることにもあります。脂肪肝の改善にも運動は有効ですしね。ここで重要なのが**〝運動の量〟**になります」

「運動の量？　量に具体的な目安はありますか？」

「坂田さんは、**〝プラス10《テン》〟**の実践がよさそうですね。**今よりも10分間、体を動かす時間を増やしましょう**」

「10分間走るとかですか？」

「この10分間は、連続した10分でなくてかまいません。1日のうちにトータルで活動時間を10分増やすように心がけてみてください。**家事でもOKです**」

とはいえ、何をやったらいいのかイメージができなかった。私の不安げな顔を見て、先生はアドバイスしてくれた。

「何をしたらいいか迷うなら、エスカレーターやエレベーターでの移動を階段に変えましょう。１つ前の駅やバス停で降りて歩くのもおすすめです。厚生労働省が出している『アクティブガイド』に具体例が出ているので、参考にしてみてください」

「筋トレとかでなくていいのですね？」

「筋トレはとてもよいことですが、忙しい毎日の中では、何かをプラスするよりも**〝置き換える〟ところからスタート**しましょう。歩幅を広くするだけでも運動効果が上がりますよ。では、次は2か月後に受診してください。お大事に」

「わかりました。ありがとうございます」

先生からの処方箋

新しく運動を始める必要はない！
日常の中で増やせる1日10分を見つけて実践

3か月後

座っている時間を減らして無理なく予備群から脱却

「今日もそっちですね。私もご一緒します！」

「心強いわ。最近は汗拭き用のハンドタオルを2枚持参よ（笑）」

「さすがです。私も明日からそうします〜」

〝3F〟という文字が目に入るとほっとする。

今日も2段階のうち、低いほうの目標はクリアできた。

前回の受診時にO先生から〝プラス10〟で困るときは、エレベーターを使わずに階段を歩くといいと指導してもらった。私が勤めるオフィスは5階にある。

今までは迷うことなくエレベーターを使って5階まで上がっていたが、あの日からは階段を使うようになった。1階から5階まで上る時間を測るとおよそ3分40秒。

出勤時とランチ後の1日2回、この階段を上ると〝プラス7〟を達成できる。最初の頃は「私はパスです〜」と言って颯爽《さっそう》とエレベーターに乗り込んでいたチーム員のSちゃんにどんな心境の変化があったのかは知らないが、最近は私に付き合って階段を上ってくれる。同志がいると心強いものだ。

3分40秒のルートを進み終えて自席に戻り、ハンドタオルで額の汗をぬぐったあとに水筒の水を飲む。以前はここにカフェで買ったハニーラテのカップが常駐していたが、爽やかなブルーのマイ水筒にリプレースされた。

最近、不思議と甘い飲み物を欲することがなくなった。体を潤すのに甘みは必要ないと知ったからだ。

汗をかけるようになったし、便通も改善している。おかげで肌の調子も上々だ。疲れには甘いものが必要だという思い込みがあったと思う。

残りの〝プラス3〟は、**1つ上の階のトイレを使用する**ことや、ある動画で紹介されていた「タオルストレッチ」を入浴後に行うなどで確保。フェイスタオルの両はじを握って上下に動かしたり、体側を伸ばしたりとのびのびやっている。背中がゴリゴリ動いて肩を上げやすくなったのと、体がぽかぽかするので〝やった感〟があるのだ。ストレッチがだるい日は、ドライヤー中と歯磨き中のかかと上げで対応。これをやると、脚のむくみが改善するのがわかる。

こうしてここ2か月で20年くらいまったく減らなかった体重が減ってきている。これが、私のモチベーションを最大限に引き上げている。

血糖値が下がっているかは結果を待つしかないが、前回よりもずっと気分が晴れやかな2か月ぶりの糖尿病外来の日を迎えている。

▼完全栄養食を活用し栄養バランスを調整

O先生は、事前に行った採血と計測の結果を確認している。

「結果をお伝えする前に、前回の受診から2か月ありましたが、生活や体調面で変わったことはありませんか？」

「いいことなのかはわかりませんが、**がんばることが減りました**」

「というのは？」

「甘いドリンクに頼っていたのは、多分がんばろうとしていたからなんです。太っていくのがつらくてビネガードリンクを飲んで年齢に抗《あらが》おうとがんばっていました。会社でハニーラテを飲んでいたのも、甘いもので自分を癒やせば仕事をがんばれると思って。弱音は吐いちゃいけないと思っていたし、できない自分を認めたくなかった。でも、それが体に負担をかけていたと思ったらバカバカしく思えてきて」

先生は何も言わずに私の話を聞いてくれている。

「こんな自分でも心配してくれる家族がいて、頼りにしてくれる同僚がいることに気づいたら、私は糖尿病の一歩手前の体をちゃんとケアしたいと思うようになりました。少なからず私も糖尿病って〝贅沢病《ぜいたく》〟だと思ってきたけれど、もしかしたら**〝がんばりすぎ病〟なのかもしれない**と思うようになりました」

「どんなケアをしましたか？」

「スーパーでカット野菜を購入する頻度が増えました（笑）。カット野菜とキッチンバサミで切ったちくわをレンジ加熱ができるポリ袋に入れて調味料を加えてチンするだけで、まな板もフライパンも汚さずに、そして油も使わずに野菜炒め風のものが作れます。豚肉の頻度を減らすために、とり肉を電子レンジで蒸しどりにしたり、ご飯を炊くときに一緒に炊飯してカオマンガイにしたり。朝は夫と娘の朝食は2人に任せることにして、私はお弁当作りに専念。お弁当を用意しながら、もち麦おにぎりと卵焼きのはじをつまんでいます。ランチでは、できるだけ魚のおかずを選ぶようにしています」

「そうですか。いいですね。何か食事で困ることはありませんか？」

「コンビニのランチで、おそば以外に食べやすいものはありませんか？　ちょっと飽きてきてしまって……」

「完全栄養パンをご存じですか？　1食に必要な栄養素がすべて必要量以上含まれ

るものなのですが……」

「知ってます！　えんどう豆の粉などが材料のパンですよね？」

「そうです。タンパク質も摂れて栄養バランスが整っているので、それだけでも実は十分です。ただ食感がぼそぼそするので、プレーンな味を選んで、野菜とベーコンなどの具がたくさん入ったチルドのスープと合わせてもいいでしょう。**完全栄養パンの間に明太子ポテトサラダを挟んでも、**しっとりして食べやすくなりますよ」

「へぇ。ポテトサラダでもいいんですね！　組み合わせを考えるのも楽しそうです」

「いいところに気づかれましたね。食事は一生続きます。だから、**楽しみながら体に合うものを見つけていくことが大切**なんですよ」

食事を楽しんでいいという先生の言葉に救われている。

先生からの処方箋

体に合うものを楽しく味わうことで健康な体を維持していこう

▼週末の運動が心身をリフレッシュ

「運動面はいかがですか？　〝プラス10〟は実践できていますか？」

「オフィスがある5階まで階段を使うようになりました。きついときは3階までにしていますが。会社の後輩も付き合ってくれることがあって、それも助けになっています。これまで食後はゆっくりするものだと思っていたので、**血糖値を上げにくくするために座らないほうがいい**というのはおどろきでした」

「運動を少しずつ生活の中に取り入れられているようで、よかったです」

そして、少し間《ま》を取ってから先生はゆっくりと話し出した。

「今日の採血の結果は、食後血糖値は126。ヘモグロビンA1cは5・8％。どちらも正常値です。体重も60kgで、初診時から3か月で3kg減量できています。減量によって脂肪肝は改善されるので、今回の結果を見る限り脂肪肝の改善もあって、インスリン抵抗性が下がってきていると思われます」

「本当ですか？」

と、うれしさのあまり少し声がうわずった。

「これまであえて話をしませんでしたが、**ストレスが増えると血糖値は上がりやすくなります**。ストレスが過剰になると増えるコルチゾールというホルモンには、血糖値を上げやすくする働きがあるためです。忙しいとストレスが増えます。普段は忙しい毎日を送っているでしょうから、手を抜いていると受け止めるのではなく、**サポートを借りられる部分は借りながらやっていけたら理想**ですね」

「確かに！　ストレスが多いと甘いものが欲しくなりやすかったですが、今はそれが落ち着いています。前ほどがんばらなくなったからですかね」

「甘いものを絶対に食べてはいけないわけではないんです。ただ、**食べてもすぐに血糖値を戻せる力を日常生活で培っていくことが根本的な健康維持になる**ことを覚えておいてください。今後の健康維持のために、週末の運動についてお伝えしておきましょう。週末に運動する習慣はありますか？」

「ありません。買い物に出かけるくらいです」

「減量を継続するには、休みの日に何か体を動かす習慣がつくといいですね。疲れているのにわざわざ体を動かしたくなんてないと思うかもしれませんが、**体を動かすことは心身のリフレッシュになる**んですよ。暑さも落ち着いてきたので、サイクリングやウォーキングなど屋外の活動を増やせるといいですね」

「何かやってみます」

「今後についてですが受診を継続でもいいですし、いったん会社の定期健診の結果が出てからでもいいですよ」

「来月には秋の健康診断があるので、その結果が出たらまたお願いします」

「わかりました。では、そうしましょう。どうぞお大事に」

先生からの処方箋

週末の運動がストレス解消に役立ち血糖値を安定させる

エピローグ

「だいぶポイントがたまったんだけど、何か欲しいものはない？」

「お母さんががんばったんだから、自分のために使いなよ」

娘に言われてはっとした。ときには自分へのご褒美《ほうび》も必要かもしれない。

3度目の受診が終わった1か月後に、秋の健康診断を受けた。

空腹時血糖値が98、ヘモグロビンA1cが5・4％で、糖代謝検査の総合判定はA。今までは当たり前のように感じていたA判定が、こんなにもうれしいものだったとは……。


少しでも運動量を増やすためにできることはないかと考えていたところ、娘が移動距離や歩数によってポイントがたまるアプリを教えてくれたので、スマホにアプリをインストールしてちょこちょこ〝ポイ活〟をしている。

たまにスマホを置いたまま外出してしまい、ポイントを稼ぎ損ねてくやしい思いをすることがあるので、ちょうど時計型のウェアラブル端末が欲しいと思っていた。

これまでに歩いてためたポイントを購入費用の一部にしよう。

そして、今日は少し離れたショッピングモールまで買いものに来た。3階の家電売場までは階段を使って上り、シンプルなグレーのウェアラブル端末を購入した。歩数はもちろん、消費カロリーや心拍数、睡眠の質などもわかるらしい。

ウキウキした足取りのまま、夕食の材料を買うために地下の食品売場に移動した。

カット野菜をカゴに入れ、チキンのトマト煮にするためにトマトの缶詰を購入しようと物色していたところで背中から声をかけられた。

「ビネガードリンクのマスカット味が新発売です。お味見していきませんか？」

にっこり笑顔の女性から、小さなカップに入ったビネガードリンクを手渡されそうになった。

「けっこうです！」

とさらりとかわした。今の私には心底必要ないと思えた瞬間だった。

坂田加奈子さんの

血糖値を下げる食べ方ポイント

- ☑ 過度な糖質制限は血糖値を下げにくくする。
1日3食、**適切な量の主食を食べる。**

- ☑ 炭水化物に含まれる**食物繊維は**
血糖値の急上昇を防ぐ大事な成分。

- ☑ 白米に**もち麦や雑穀をプラスして**
血糖値の上昇スピードを緩やかにする。

- ☑ 麺類なら、そばかパスタがおすすめ。
血糖値を上げにくく、タンパク質なども含む。

- ☑ 野菜ジュースやビネガードリンクは糖分だらけ。
飲み物は水、お茶、ブラックコーヒーに。

- ☑ タンパク源は**ホワイトミート(魚、とり肉)**に。
卵や大豆食品も積極的に取り入れて。

- ☑ **牛肉や豚肉などのレッドミートの食べすぎ**は
筋肉に脂肪をため、血糖値が下がりにくくなる。

ケース

2

大山裕太さん(44歳・男性)

トイレの回数が増えたのは糖尿病のせいだった!
血糖値が高いときは過度な運動は禁止

「大山さん、さすがです〜。30歳を過ぎてから、僕はそんなに食べられないですよ」

「そうかぁ？　これでも昔よりは減ったんだけどなぁ。あんまり食《く》うと飲食代が高すぎるって妻にも怒られるし、これでもセーブしてるんだよ」

「当然だと思いますよ。ちゃんと稼いで、かわいい娘さん2人を大切に育てなきゃいけないわけですし。お父さんがんばって〜」

「茶化《ちゃか》すな。まぁ、娘はかわいいぞ！　で、悪い。ちょっとトイレ行ってくるわ」

「またですか？　さっきも行ったばっかりですけど……」

「酒も飲んだしなぁ」

と言って、席を立った。

昔から自覚していることがある。

私は大食いだ。そして、早食いだ。

仕事の営業車で移動中に食べるランチでは、よく中華料理店を利用する。料理の提供が早い店なら、レバニラ炒めとご飯と餃子のセットを注文し、完食して店を出るまでに10分とかからないことがざらだ。隣のお客さんの顔からは、「もう食べたの？」と言わんばかりのおどろきがうかがえる。

学生時代はラグビー部に所属し、食べて体を大きくすることが求められてきた。その名残《なごり》なのか、今でも同僚たちに言わせると、私の食べっぷりは〝大食漢《たいしょくかん》〟というカテゴリに当てはまるようだ。

今夜ももう少し食べられそうだが、ラーメンで締めればいいかと思い直した。みんなと別れてから行きつけのラーメン店に立ち寄り、帰宅途中でのどの渇きを感じて、コンビニで水とサイダーを購入。ついでに、トイレもお借りした。

飲んだあとのサイダーは最高だー！

なんてオヤジギャクを思いつく、私もそろそろ本当の中年に仲間入りだな。

そんなことをぐだぐだと考えながら家に帰ると、廊下の明かり以外はすべて消えていた。夜11時を回っているので、妻も子どもも夢の中だ。

音を立てないようにトイレで用を足す。

こんな生活を続けていたところ、就寝後、夜中に何度もトイレに行くのが日課になっていった。そしてある日、妻から言われた。

「トイレの回数が多いよね。泌尿器科で診てもらったほうがいいんじゃない？」

妻が「頻尿　男性」というワードで検索したところ、前立腺肥大などの疑いがあるという情報を得たという。

正直に言えば、営業車で移動している最中にも尿意をもよおすことが増え、途中でコンビニに立ち寄る機会が多くなった。トイレだけ借りて何も買わないわけにも行かず、サイダーや眠気覚ましのエナジードリンクを購入する。これを繰り返すこと日に7～8回。体に異変があるのかも……という自覚はあり、泌尿器科を訪れた。

しかし、結果は予想外のものだった。

「尿糖も陽性ですし、糖尿病外来で検査を受けてください」

初めての受診

頻尿の症状で受診し「糖尿病」と診断　のどがやたらと渇くのもサインだった

「糖尿病」という病名を知らないわけではもちろんない。

〝太っていると糖尿病になりやすい〟という断片的な知識も持っている。

10年前に妻が妊娠したことをきっかけに禁煙に取り組み、今もタバコとは縁を切っている。それが原因なのか、年齢のせいなのかはわからないが、食事量はそんなに変わっていないものの体重は増えて、おそらく現在は90kgくらいのはずだ。

もともとガタイはいいほうだったが、昔と比べて10kg近くは増えたことになる。

だから、この点については合点がいく。

しかし、普段から甘いものはそんなに食べていない。

甘いものなんて、週末に子どもたちと訪れるショッピングモールでたまに食べるソフトクリームくらいしか心当たりはない。

糖尿病と言えば、甘いものという発想はさすがに幼稚すぎるのだろうか。

ならば、酒が原因か？　酒は好きだが、酒なら肝臓が悪くなりそうなものだ。

じゃあ、運動不足か？　最近は月に数回ラグビーの指導を手伝う程度だが、筋肉もあるほうだし、これまでの蓄積として体を動かしてきた自負がある。

糖尿病という病気があまりに自分と結びつかずに戸惑いを隠せないまま、〝糖尿病外来〟を受診する日がやってきた。

妻は病院に付き添おうかと言ってくれた。

でも、フルタイムで働く妻に、子育ての大半も任せてしまっている。これ以上の負担をかけたくはなかったので気持ちだけ受け取ることにした。

いや、しょんぼりしている顔を見られたくなかっただけかもしれない。

病院では最初に体重測定と検尿、採血、エコー検査を済ませ、40～50分後に診察室に呼ばれた。

「大山裕太さん、診察室にお入りください」

「はい。失礼します」

促されるままにイスに座ったが、心はここにあらずだった。そして、それほど気温の高い日ではなかったが、緊張のせいか、のどの渇きを強く感じていた。

▼尿量が増え、のどが渇くのは糖尿病進行のサイン

「問診票を見ましたが、尿が出る回数が増えてきて泌尿器科にかかったということですね。いつ頃からこういった症状を感じるようになりましたか？」

「夜間の頻尿を意識したのは１か月半くらい前です。９月の頭頃で、涼しくなって尿意を感じやすくなったのかと思っていました。ほかに不調もないですし……」

「１回１回の尿の量は多いですか？」

「毎回、しっかりたくさん出ます」

「体重は今日の計測で84・4kgでしたが、直近で大きく増えたり、減ったりなどしていますか？」

「えっ。84kgですか!? 1か月ほど前まで90kgくらいで推移していました。糖尿病かもしれないと知ってショックで、ここ数日は少し食欲が落ちていますが、特にダイエットをしたということはありません。言われてみると、ちょっと足が細くなったかなぁ……。いつものベルトの穴の位置は変わってないんですが……」

「そうですか……。では、体重の減少ありですね。のどは渇きますか？」

「はい。実は、今も……」

「お水などお持ちなら飲んでくださいね」

「ありがとうございます。のどが渇くのも糖尿病の影響なんですね……」

「日常的に飲むものは、水以外にもありますか？」

「はい。のどが渇くとシュワッとしたのどごしを欲して、サイダーを飲むことがよくあります」

「なるほど……。ちなみに、今、お持ちのものは水ですね？」

「はい」

「では、水を飲みながらでかまわないので聞いてください」

カバンから５００mL入りの水のペットボトルを取り出して、半分ほどの量を一気に飲んだ。

少しの間をおいて、Ｏ先生は話を始めた。

「大山さんの体で今起きている状態についてご説明します」

「はい。お願いします」

「まず、エコー検査で見た限りでは、がんなどの所見はありませんでした」

なんと、がんの疑いまである症状だったのか……。

そして、先生は続けた。

「すでにお察しのようですが、大山さんの診断結果は『**糖尿病**』です」

やっぱりそうか……。現実を受け止めようと襟《えり》を正した。

「糖尿病はインフルエンザなどの感染症とは違って、昨日、今日で罹患《りかん》する病気ではありません。症状も痛みや高熱が出るものではなく、**初期症状はほとんど出ない**んです。何年にもわたって症状が現れないか、あってもごく軽いので気づきにくく、**知らず知らずのうちに進行**しています」

「はい……」

「血糖値が一定以上に高くなると尿中に〝糖〟が出るようになります。尿から甘いにおいがしたり、泡立ったりすることがあり、この時点で異変に気づく方もいます。ちなみに大山さんは、すでに尿糖が出ている状態です。そして、**尿を作る腎臓では、大量の糖を薄めるために大量の尿を作って排泄するようになります**。これが、尿の量が増える理由です。尿がたくさん排泄されて体の水分が減るため、**強いのどの渇きを感じることがあります**。ここまではいいでしょうか？」

「はい。ただ、体に増えた糖が尿と一緒に排泄されるのなら、よいのかなと思いましたが、何かほかにも体によくないのでしょうか……」

「高血糖になると、**食事から摂取したブドウ糖をエネルギーとして使えず、体重が落ちます**」

「自然にやせられるのはありがたい気もします。ただ、栄養を吸収できないのは問題だということですね」

「自然にやせるのではなく病的にやせているので大問題なんです。それに伴って疲労感、眠気、吐き気などの症状が出ることもあります」

「わかりました。どうしたら治りますか？」

「治療の話をする前に、そのほかにも血糖値が高いことで体に起こる不具合についてお伝えをしなくてはいけません」

これ以上の話には耳を塞《ふさ》ぎたい気持ちがあったが、なんとか心を立て直した。

先生からの処方箋

自覚しやすい症状は、多尿、頻尿、のどの渇き、体重減少。糖尿病の疑いがあるので医療機関を受診して！

▼3大合併症の1つ「腎症」も確認される

「先ほどお伝えしたものは、自覚できる症状です」

「ということは、自覚できない症状があるということでしょうか」

「自覚しにくいというのが、より適切かもしれません。**〝糖尿病の3大合併症〟**をご存じでしょうか」

「目が見えなくなるというのは聞いたことがあります」

「網膜症のことですね。糖尿病の3大合併症とは『**神経障害**』『**網膜症**』『**腎症**』のことで、**〝じ（神経）・め（目）・じ（腎臓）〟**として知られています。これらは自覚しにくいまま進行して、自覚できる状態になる時点では、体に大きな障害になるものです。それぞれの病態について説明しますね」

「はい」

「血糖値が高いと血液中の糖が神経に過剰に取り込まれ、神経細胞の働きが悪くなります。体じゅうにある神経がダメージを受けて手足がしびれたり、痛みを感じにくくなったりします。特に足に傷ができても気づきにくくなり、感染症の引き金になったりもします。これが『神経障害』です。糖尿病から合併するので、正式には**『糖尿病性神経障害』**と呼ばれます」

先生は続けた。

「**『網膜症（糖尿病性網膜症）』**は、視力低下や失明の原因になります。血糖値が高いと網膜の細かい血管が傷つきやすくなり、血液が漏れたり、酸素が不足して新しい血管が異常に増えることがあります。この新しい血管は弱く、出血しやすいため、視力に影響を及ぼします。網膜は目の奥にある光を感知する部分で、ここに異常が起きると視力に影響が出るわけです」

目が見えなくなる可能性がある……。まだまだ、子どもたちの成長を見守らなくてはいけないのに。家族のことを思ったら、申し訳ない気持ちが押し寄せてきた。

「そして、**『腎症（糖尿病性腎症）』**です。腎臓は血液をろ過し、不要な物質を尿として排出する役割を持っています。高血糖が続くと腎臓の細かい血管に負担をかけて、ろ過機能が低下。すると体内に老廃物がたまることになります。進行すれば『腎不全』になり、人工透析《とうせき》が必要になります。**糖尿病が怖いと言われるのは、こうした合併症のリスクがあるから**なんです」

「……。私は、どうしたらいいのでしょう」

「必要以上に恐れる必要はありませんよ。こうした症状は高血糖の状態を放置していると進行します。だから、**治療をしながら血糖値を下げていきましょう**。現時点で大山さんは**『腎症2期』というステージです。早期腎症とも呼ばれ、すでに腎臓内で小さなタンパクであるアルブミンという成分が漏れ出ています**。ただ、うまく血糖値を安定させられれば**引き返せる状態**です」

「腎臓も悪くなっているんですね……」

「網膜症については眼科で確認してもらう必要があります。追って**〝糖尿病連携手帳〟**をお渡ししますので、眼科を受診する際にお持ちください」

「糖尿病連携手帳ですか……？」

「**糖尿病連携手帳は、病院やクリニックの医師、看護師、薬剤師などの医療スタッフが協力して、患者さんの糖尿病の状態を把握し、適切な治療を続けるための大切な情報共有ツール**です。糖尿病外来だけでなく眼科などでの検査結果や治療内容も記録して共有し合うことで、全身の健康を総合的に管理するために役立てます」

「わかりました。眼科も受診します」

先生からの処方箋

血糖値を安定させることが3大合併症を遠ざける重要な手段

▼高血糖のレベルは危険ゾーン

「大山さんがこれから血糖値を調整していくために、現在の状態というか、レ・ベ・ル・

感というものを理解しておいてほしいと思います。なぜなら、糖尿病は症状を自覚しにくい疾患だからです」

「はい……」

「参考にする検査項目は、**ヘモグロビンA1c**です。検査の結果、大山さんのヘモグロビンA1cは11・2％でした」

「それが高いのか低いのか、よいのか悪いのかわかりません」

「そうですよね。**ヘモグロビンA1cは、血液中の赤血球に含まれるヘモグロビンとブドウ糖が結びついたものの割合**です。ヘモグロビンA1cは、過去1〜2か月間の平均的な血糖値を反映するため、糖尿病の管理や診断において重要な指標として使われているんです。**ヘモグロビンA1cは血糖値が高いほど割合が高くなり、6・5％以上だと糖尿病と診断される**可能性があります」

「6・5％以上だとよくないのですね。では、私の11・2％というのはさらによくない状態ということでしょうか？」

「ヘモグロビンA1cの数値を体温にたとえると理解しやすいので、ご説明しますね。ヘモグロビンA1cが6・5％は、体温でいう36・5℃と考えてください。ヘモグロビンA1cが8・8％なら、体温は38・8℃です。そう考えると、ヘモグロビンA1c10％を、体温に置き換えると何℃になりますか？」

「40℃でしょうか……」

「そういうことです。繰り返しになりますが、糖尿病は自覚できる症状からは自分の状態に気づきにくいのです。しかし、**ヘモグロビンA1cが11・2％というのは、41・2℃の高熱にうなされている状態**と言えるわけです」

「それって深刻ということですよね……」

「すぐに治療が必要です。でも、前を見て取り組めば大丈夫ですよ」

先生からの処方箋

ヘモグロビンA1cの10％とは、体温40℃相当の負担が体にかかっている状態！

▼糖尿病を持つ人の寿命は延びている

元気に働けているし、食事だって人並み以上にとれている。それなのに、40℃以上の熱があるのと同じような状態だというのか。

先生は血糖値を調整すれば大丈夫だと言ってくれたが、ふと、先が長くないのでは？　と、よからぬ思いがよぎった。

「治りますか？　すぐに命に関わるようなことになりませんか？」

不安のあまり、思わずたずねてしまった。

「糖尿病は体質による影響がある病態なので、糖尿病そのものが完治する、しないと表現するのが正しいとは言えません。ただ、**医療も進歩していますし、生活習慣などの改善によって、糖尿病を持つ方々の寿命は過去と比べて確実に延びています。**元気で長生きするためにも、適切な治療を進めていきましょう」

「わかりました。よろしくお願いします」

「いろんな話をしておどろかせてしまいましたね。糖尿病の現状をお伝えしておくと、特に男性の肥満は増え続けていて、残念なことに糖尿病と診断される方も減少の兆しは見えていません。高齢者に多い病気ですが40代だからならないわけではないんです。大山さんの場合、**症状は進んでいるけれど早いうちに見つけられたことは本当によかった**です。不安はあると思いますが大切な体を守っていきましょう」

先生からの処方箋

糖尿病を持つ人の寿命は延びている。適切に治療を進めていけば、元気で長生きできる！

過剰な糖質を減らし、ゆっくり食べる

「**糖尿病の治療の目的は、〝血糖値を適切に管理し、合併症を予防すること〟**になります。**『食事療法』『運動療法』『薬物療法』の3つが治療の柱**です。糖尿病治療

において、食事はとても重要です。食べ物が血糖値に直接影響を与えるため、**食事を整えることで血糖値を調整していく必要があります**。普段の食生活について教えてください」

「はい」

「朝食、昼食、夕食の時間と、どんなものを召し上がっているか教えていただけますか？」

「朝食は家族と一緒で、パンと卵料理、ウインナー、レタスとトマトのサラダ。それにヨーグルトです。前日に飲みすぎた日は食べないこともあります。朝起きて7時くらいに朝食を食べ、8時前に出勤のために家を出ます」

「朝食のパンはどれくらい食べますか？」

「6枚切りの食パン1枚です。ただ、子どもたちは食べムラがあるので、残している分があるともったいないので食べています」

「わかりました。お昼はいかがでしょう？」

「仕事の大半が車移動なので、客先へのアポの合間になることが多く、平日は9割外食です。残りの1割はコンビニでお弁当かサンドイッチなどを買って、車内や公園などで食べることがあります」

「外食ではどんなメニューを選ぶことが多いですか？」

「中華料理の店でランチのセットを食べることが多いです。レバニラ炒め、油淋鶏《ユーリンチー》などのおかずとご飯、それに餃子をつけたり、ラーメンをつけたり……」

「なるほど……。ご飯の量は？」

「大盛りで注文することが多いです。すぐに食べきってしまうので、そんなにたくさん食べているつもりはないんですが」

「早食いだと言われることはありますか？」

「あります。仕事が忙しいこともあって、さっさと食べて業務に戻りたいという思いもあって……。早食いはよくないですよね？」

「そうですね。**ゆっくり食べると消化がゆっくり進むため、血糖値の上昇も緩やか**

になります。しかし、早食いだと胃や腸が一気に食べ物を消化しようとするため、ブドウ糖が血液中に増えて血糖値が急上昇しやすいのです。**血糖値の急上昇は、血糖値の調整をしていく上でできるだけ避けたい**ことです」

「そうなんですね。意識してゆっくり食べるようにします」

「**かむ回数を増やすといい**ですよ。コンビニのお弁当ではどんなものを買いますか？」

「チキン南蛮《なんばん》やとんかつが好きで、それがおかずの弁当が多いです。ただ、お弁当だけだともの足りなくて、おにぎりか調理パンを1～2個追加して食べています」

「食事量について、大山さん自身はどう思われますか？」

「学生時代にラグビーをやっていたので、人より食べる量は多いと思っています。昔に比べれば、多少は食事量を減らしているつもりなのですが……。当時は、一食で大盛りご飯2～3杯は食べていました」

「なるほど。夕食はいかがでしょうか？」

「週1回、水曜日は定時退社奨励日なので、その日と週末は自宅で食べています。メインのおかず1品と小鉢のようなもの、ご飯、みそ汁などを妻が用意してくれます。ただ、恥ずかしながら自宅での食事では量が少なくて。深夜にお腹がすいて、カップラーメンをこっそりすすることがあります。それ以外の日は居酒屋などで飲みながら食事をすることが多いです」

「夕飯の時間は何時くらいですか?」

「自宅では7時くらいですが、平日は9時過ぎからだらだらと飲みながら、11時くらいに帰宅する感じです」

「お酒は週に何回飲みますか?」

「控える日もありますが、ほぼ毎日飲んでいます」

「そうですか。わかりました。お話を伺ったところによると、大山さんは**いったん過剰な糖質を減らして血糖値を下げる必要があります**。それによって、減量にもつながるはずです。ただ、いきなり食事を大きく変えることは難しいと思うので、入院という選択肢も検討してみてください」

「ええ、入院ですか……!?」

先生からの処方箋

早食いだと満足度が下がり、血糖値は上がりやすい。血糖コントロールには〝ゆっくり食べ〟を意識して!

▼迅速な血糖値管理のため、入院治療も選択肢

けがや手術が必要な病気ならわかるが、糖尿病で入院が必要なんだろうか? それって、会社を休むということか? などと、当たり前なことを自問自答していると、不安そうな顔に気づいたのか先生が説明してくれた。

「外来での治療も可能ですが、**ヘモグロビンA1cが10%を超えるような方には、2週間程度の〝教育入院〟をおすすめ**しています」

「入院と外来での治療で、大きな違いがありますか？」

「**車の免許取得に似ていると思ってください**。最終的に〝免許を取得する〟というゴールは同じです。そのやり方として自分のタイミングに合わせて時間をかけて教習所に通うか、合宿に参加して短期間で免許を取得するかという違いですね。**糖尿病の場合も〝血糖値の安定〟というゴールは同じですが、入院して一気に目指すか、外来で時間をかけて目指すかという違い**になります」

「なるほど……」

「ただ、糖尿病治療においては、車の免許取得とは違う点があります」

「どういうことですか？」

「**糖尿病は初期段階に血糖値をしっかり管理できると、その後の血糖コントロールが多少ゆるくなったとしても、合併症のリスクが低くなる**ことが知られています。これを『レガシーエフェクト（Legacy Effect）』と呼んでいます。日本語にすれば『遺産効果』ですね。だから、**一刻も早く血糖値を調整できるように食事や運動などの**

やり方を学んでもらうことが、後々の状態を良好に保つカギになるわけです」

「だから、教育入院なんですね。のんびりしている場合ではないと……」

「そう受け取ってもらってかまいません。その点、入院をしてもらえれば血糖値の管理がしやすく、必要な栄養バランスが整った食事が提供されます。このあとに説明しますが、インスリン注射や血糖値変動のトラブルにもすぐに対応できます」

「わかりました。ひととおりお話を伺ってから、家族とも相談させてください」

「もちろんです。先ほどもお伝えしたように、外来でも治療はできます。ご自身の生活に合った形で治療を進めていくのが理想なので、**外来で、これからの治療スタイルをご自身で確立していくことにもメリットがあります**」

体力には自信があっただけに、〝入院〟というワードはあまりにも衝撃だった。

先生からの処方箋

食事や運動、投薬について直接指導を受けられる「教育入院」は短期間でのコース設定

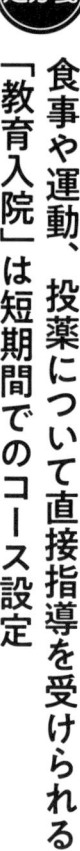

▼血糖値を下げるインスリンの働き

「大山さんは食後の血糖値が上がりすぎないように、**食事の前にインスリン注射**をしたほうがよいと思います。注射の話の前に、インスリンというホルモンについてご存じでしょうか？」

「はい……。いえ。インスリンが出ないと糖尿病になると聞いたことはありますが、正直なところよくわかっていません」

「わかりました。ご説明しますね」

「ありがとうございます」

「**インスリンは、血糖値をコントロールするために必要なホルモン**です。私たちが食べ物を食べると、体は食べ物からブドウ糖を作り出し、血液に送ります。これが『血糖』で、血液の中に含まれる血糖の量を示すのが『血糖値』です。ここまでは大丈夫でしょうか？」

「はい」

「食事で血糖値が高くなると、**すい臓からインスリンが分泌**されます。その働きで、血液中の糖を体の細胞に取り込ませてエネルギーとして使うことができます」

「えっと、ちょっと難しいです」

「血糖値が高くなったと感知すると、インスリンが分泌されて3つの働きをします。**1つ目が〝細胞に糖を届ける働き〟**です。血糖値が高くなるとインスリンは、血糖（血液中のブドウ糖）を体中の細胞（筋肉や脂肪の細胞など）に取り込ませるように働きかけます。そして細胞がブドウ糖を受け取ると、それをエネルギーとして使うことができます。このエネルギーによって、体を動かしたり、体温を保ったり、脳を働かせたりすることができます」

「じゃあ、インスリンは超大事じゃないですか！」

「はい。逆に言えば、**インスリンが出ないとエネルギー不足になる**わけですね」

「先ほど先生の説明にあった〝疲労感〟というのは、体内の糖をエネルギーに変えられないことが影響するんですね」

「そのとおりです。そして、**2つ目が〝肝臓に糖を蓄える働き〟**です。インスリンは、**肝臓にも働きかけ、ブドウ糖を「グリコーゲン」という形に変えて蓄える**ようにします。グリコーゲンは、必要なときにエネルギーとして再びブドウ糖に戻されて使われます。例えば、食事をしていない時間帯や寝ている間など、体がエネルギーを欲しがるときに役立ちます」

「糖はグリコーゲンという形にも変わるんですね」

「そうですね。そして、**3つ目が〝脂肪の生成を助ける働き〟**です。体に十分なエネルギーがあると、**インスリンは余分なブドウ糖を中性脂肪として蓄える**ように指示を出します。これにより、将来エネルギーが足りなくなったときのための備えとして、体に脂肪が蓄えられます」

「**糖が増えると、脂肪になってしまうということですか!?**　脂肪はお肉のアブラとかを食べたら増えるのかと思っていました」

「インスリンによって糖から脂肪に変換されるんですよ。そしてこの中性脂肪がお腹まわりにつくと内臓脂肪になり、肝臓の細胞に過剰にためられると『**脂肪肝**』と呼ばれます。脂肪肝になると〝肝炎〟を起こしたり、〝肝硬変〟や〝肝臓がん〟に進行することもあります」

「脂肪肝……。私は大丈夫でしょうか？」

「先ほどのエコー検査の結果、大山さんにも脂肪肝の所見がありました」

あぁ、予感はあったけれど、やっぱり肝臓もよくないんだ……。

「とにかく、インスリンはあらゆる手を尽くして、血液中のブドウ糖の量を減らすという働きをしています。それによって、血糖値が下げられるわけですね」

「インスリンと血糖値の関係についてはなんとなくわかりました」

先生からの処方箋

インスリンは血糖値を下げる重要なホルモン。不足すれば体内の糖をエネルギーに変えられない

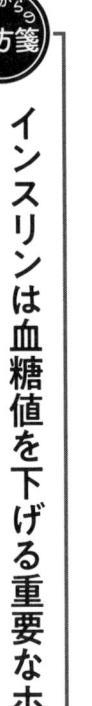

▼インスリン注射で、すい臓を回復させる

「それで、私はインスリンが出ないから血糖値が高いのですか？」

「半分正解で、半分不正解です」

「……」

「検査結果と大山さんからお話を聞く限り、食事量が多いことで血糖値が高くなりやすく、それを下げるためにすい臓が力を尽くしてインスリンの量を増やして対応している……と考えられます」

「はい」

「同時に、過剰な糖が中性脂肪に変換されて肝臓や筋肉に増えることで、インスリンを介して糖を取り込む効率が悪くもなっています。これを『**インスリン抵抗性**』と言います。このダブルパンチで血糖値が高くなりやすく、それに対応するにはイ

ンスリンの量をさらに増やさなければならなくなります。そして、そのがんばりと比例するようにすい臓は疲弊します。すると次第に、**すい臓のインスリンを出す力が落ちてきます**。今の大山さんはこの状態かと思います」

「まったく気づいていませんでした……」

「だから、すい臓を少し休ませてあげましょう。食事の直前にインスリンを注射して血中のインスリンを増やしておくことで、すい臓から分泌される自前のインスリンの量を減らすことができます」

「休ませると、すい臓は復活するんですか?」

「食事や運動などの改善も必要になるので、現時点で復活するとは言い切れません。ただ、一定期間は**インスリン注射のサポートを借りてすい臓を休ませることで、機能を回復できる**のではないかと思います。ご自身のすい臓から出るインスリンだけで血糖値が安定すると判断できれば、**インスリン注射をやめられます**」

「一生続くわけではないんですね。がんばります!」

とは言ったものの、注射をどうやって打つんだろう……。

「注射って自分で打つんですよね？」

「はい。詳しい注射の打ち方は薬剤師さんから指導をしてもらいますが、簡単にお伝えしますね。注射用のインスリンは2タイプ処方します。1つは1日3回、食事の直前にお腹に注射してください。もう1つは1日1回、決まった時間に、同様にお腹に打ってください。こちらは効き目が24時間あるタイプで、1日を通して血糖値を安定させてくれます。どちらもペンタイプの注射器になっていて、4単位ずつで開始します。朝食の直前に4単位、昼食と夕食の直前も4単位ずつ。そして、就寝前にもう1つのタイプを4単位打ってください。単位は注射器に目盛りがついているので、『4』と書かれた目盛りに合わせて使用してください」

「はい」

「使用した注射針は医療用廃棄物になるので、空のペットボトルなどにためておいて、受診のタイミングで病院にお持ちください。病院で廃棄します」

「はい。ちなみに外出しているときにも打つんですよね？　人前は避けたいです」

「そうですね。トイレを使用される方が多いようです」

「車移動が多いので、車の中で打ってからお店に入るのもありかもしれません」

「食事の直前ならそれでもいいと思いますよ」

先生からの処方箋

インスリン注射で疲弊したすい臓が回復すれば注射をやめることができる

▼CGMを使用して血糖値をモニタリング

「インスリン注射を使用しているときの注意事項もお伝えしますね」

「はい。お願いします」

「インスリン注射による重大な副作用は〝低血糖〟です。特に**食事を抜いたり、量**

が少なかったりすると低血糖になる可能性があります」

「低血糖だとどうなりますか？」

「**血糖値が70㎎／dLを下回るようなときは低血糖**と考えてください。強い空腹感や冷や汗、手のふるえなどの低血糖症状が起こることがあります。放っておくと意識がなくなるおそれもあるので十分に注意が必要です。こうした緊急時のためにブドウ糖のタブレットやスティックシュガーを常に携帯しておくようにしてください」

「高血糖だけではなく、低血糖にも注意が必要なんですね……」

「こうした血糖値変動の異常にすぐに気づけるように、血糖値を測っていただきます。『**CGM（Continuous Glucose Monitoring：持続血糖測定器）**』**はリアルタイムで血糖値をモニタリングできる機器**です。センサーを腕に装着していただくと、自動で血糖値を24時間計測できます。**センサーを装着したまま入浴もできます**。スマホはお持ちですよね？」

「はい」

「では、血糖値を知りたいときにスマホに血糖値を表示できる『リアルタイムＣＧＭ』が便利なので、こちらをお出ししますね。低血糖や高血糖のアラートを設定でき、設定範囲を超えると、**スマホに表示して知らせてくれます**」

「わかりました」

「基本的にはＣＧＭで血糖値を確認していただければ大丈夫ですが、ＣＧＭが誤作動を起こすこともあります。数値がおかしいと感じるときのために、『血糖自己測定』のキットもお出しします。血糖自己測定のやり方も覚えておいてくださいね」

「……はい。ちなみに飲み薬はありますか？」

「まずはインスリンから始めて、落ち着いてから飲み薬も考えていきましょう」

「わかりました」

と返事をしたものの、とても大変そうなことに思えて不安しかなかった。

先生からの処方箋

インスリン注射を実施している間は低血糖にならないように注意する

▼朝食と昼食は腹持ちのいい「米」を味方に

「食事についての方針も決めていきましょう」

「はい」

「先ほど伺った食事内容から判断すると、まずは**過剰な糖質を適正量にすることから始めましょう**。それで血糖値の上昇を抑えます」

「食事制限が必要ということですね……」

「制限すると思うと継続がつらくなりがちです。体への負担が少ない健康的な食べ方にすると考えるといいですよ。糖尿病を持つ人にとって食事療法は長距離走なので、**一時的にがんばるのではなく、長く続けられるように工夫することが大切**なんですね」

「なるほど。受け止め方で印象が変わる気がします」

「朝食の内容はそんなに変えることはないかと思います。ただ、**朝食を抜くことは**

避けましょう。今後は食事の直前にインスリン注射を打っていただくことになります。**食事を抜くと低血糖になりやすく危険です。1日3食を必ず食べるようにしてください**。食パン6枚切りなら1枚半が上限です。ご飯ならお茶碗1杯150gです。おかわりはナシです。健康にかわるものはナイですからね。**糖質が過剰にならないためにも、パンやご飯の量は守るようにして食べてくださいね**」

さりげなく韻《いん》を踏んだ先生の発言にオヤジっぽさを感じて、なんだか勝手に親近感を覚えた。

「おかずだけ食べて、パンやご飯は食べないほうがいいのでしょうか?」

「パン、ご飯、麺類を抜く食事にすると一時的に体重を落とす効果があります。正確な定義がないために問題になりやすいですが、いわゆる〝糖質制限食〟です。しかし、**この先、長く続けられる食の習慣を身につけてほしいので大山さんにはおすすめしません。そもそも細胞内にブドウ糖が足らなくて体重が落ちているのに、糖質を減らす戦略はあまり妥当じゃありませんよね**」

「確かに……。でも糖質を食べると血糖値が上がるんですよね？」

「パンやご飯、麺類には糖質だけでなく食物繊維が多く含まれています。**食物繊維には血糖値の急上昇を緩やかにする作用がある**ので、完全に抜くような食べ方をしないでいただきたいのです。なお腹持ちのよさは、パンよりもご飯に軍配が上がります。**ご飯のほうが消化・吸収に時間がかかるため**です。**しっかりかんで早食いを防ぐことも、消化・吸収をよくします**」

「わかりました。妻とも相談してみます」

「お昼については、**炭水化物メインのメニューは1つに絞ることで過剰な糖質を減らしましょう**。チャーハンとラーメンはご飯と麺の〝ダブル炭水化物の主食〟です。この場合は、どちらか1つにするか、どちらも半量にすることです。現実的に実践しやすいのは、チャーハンかラーメンかのどちらか1つにすることですね」

「はい……」

「ただ、中華料理店は気前がいい店が多く、量が多い傾向にあります。油の使用量も多いので、高カロリーの食事になりやすいです。できるだけ、定食屋にチェンジしませんか？　理由はお伝えしたように、**初期にしっかり血糖値を調整することが後々にわたってよい効果をもたらすから**です」

さりげなく、〝ラーメン禁止令〟が言い渡された。

そしてご飯は油で炒めてあるものでなく、炊いただけのものがよいということだ。

要は、これが体に負担の少ない健康的な食べ方だということだ。

素直にすい臓を休ませてあげたいと思えた。

先生からの処方箋

糖尿病の食事は長距離走。ご飯を味方にして、〝続く食事スタイル〟を確立

▼飲酒頻度は減らし、夕食が遅くなるなら分食

「夕食の**飲酒は頻度を減らしましょう**。どれくらいまで減らせそうですか？」

「お酒はNGですか？」

「NGではありません。ただ、最初の1杯を飲むと気が大きくなりやすく、食事量が増えがちになります。だから、量を減らして飲むのは、思っている以上に難しいんです。むしろ、まったく飲まないシラフの日を増やすほうがラクなんですよ。**翌日の朝食の欠食を防ぐためにも、飲まない日を増やしましょう**」

「会社の同僚と一緒のときや接待では断りにくいですが、一人の食事や自宅での晩酌は減らせる気がします。どうしても飲みたいのは金曜日の夜くらいかなぁ……」

「アルコールは1g当たり7・1kcalのエネルギーを持ちます。**お酒自体に糖質より多いカロリーがある**ことも知っておいてくださいね」

「お酒自体のカロリーを意識したことがなかったです」

総合すると、**しばらく飲まない**という選択がベストに思えた。

「夕食が遅くなる日の対応策も考えておきましょう。空腹の時間が長くなると血糖値は上がりやすくなります。何より**食べてすぐに寝るとエネルギーがあまり使われず、体に脂肪としてたまりやすくなります**。かといって、就寝時間を遅らせること も体の回復にとっていいことではありませんから」

「食べる量を減らせばいいですか？」

「職場のご事情もあると思いますが、できれば**夕方のうちにおにぎり1個などの主食だけを先に食べて、帰宅後はおかずだけを食べる〝分食〟にする**のが1つの手です。誤解してほしくないのは、夕食を2回食べていいわけではなく、あくまでも夕食に食べる分を2回に分けるということです。この場合、**夕方に主食を食べる前のタイミングでインスリン注射を行ってください**。こうすることで血糖値が高い状態で眠りにつくのも避けられます」

「〝分食〟ですね。帰社後のデスクで軽食をとることは可能なので、食事が遅くなりそうな日はやってみます」

「はい。なので夜食は控えましょうね」

先生からの処方箋

低血糖を避けるために飲酒は控えて！夕食が遅くなるなら主食を先、おかずを後に分ける

▼糖尿病にとって危険な飲料とは？

「最後にもう1点だけ、血糖値を上げないために重要なことをお伝えします」

「何でしょう？」

「**サイダー類をはじめ、野菜ジュースを含めたジュース全般、スポーツドリンク、甘いコーヒーや紅茶など、とにかく砂糖を含むドリンクは避けてください**」

そうか。甘いものをそんなに食べていないと思っていたが、甘いものを飲んでいたんだ。なんとなく飲料ならのどを潤すからいいかと思っていたけれど、よく考えてみれば糖分を取り込んでいることと一緒だったか……。

「先生、エナジードリンクもですよね？」

「はい。**エナジードリンクは糖分が入っているだけでなく、高濃度のカフェインが含まれている点も含めて避けるべき飲料**です。カフェインを過剰に摂取すれば、脳が興奮状態になります。するとアドレナリンなどの血糖値を上げるホルモンの分泌が増えるため、さらに血糖値が上がりやすい状態がつくられます」

「アドレナリンって血糖値を上げるんですか……？」

「そうなんですよ」

「元気が回復するかと思って、疲れを感じるときや気合を入れたいときにエナジードリンクを飲んでいました」

「体を回復させるには、しっかり睡眠をとるほうがよっぽど大事です。一時的に眠気を感じさせないようにすることは、疲れの回復時間を先送りにするだけです」

「……確かに」

「**水分補給の基本は水かお茶**です。コーヒーはブラックなら砂糖は含まれないので飲んでもＯＫですが、コーヒーに含まれる**カフェインには尿量を増やす〝利尿作用〟があります**。お茶の利尿作用は大したことないのでおすすめしています。尿量が増えやすい現段階では、コーヒーをたくさん飲むのは積極的におすすめはできません」

先生からの処方箋

サイダーやエナジードリンクは血糖値を爆上げする。安全で体に優しい飲料は水かお茶！

▼血糖値が下がるまで過度な運動はしない

「食事について細々とお話ししましたが、不安なことなどはありませんか？」

「不安がないと言えばウソになります。でも、今の自分が『糖尿病』であるとわかった以上、できるだけ改善したいので、家族とも相談して守るべきことを確認しながらやってみます」

「とにかく**インスリン注射を使うことをネガティブに捉えず、大事なすい臓のお助けアイテムだと思ってください**」

先生の助言を素直に受け止めようと思った。

「ちなみに、治療の3本柱に『運動』が入っていましたが、運動をしたほうがいいということですよね？　久しぶりにジムに通ってみようかと思います」

「長期的な視点で見ると運動はとても大切です。ただ、はりきりすぎて今までよりも激しい運動はしないでくださいね」

「えっ、そうなんですか？」

「現段階は食事の内容をこれまでと変えながら、インスリン注射を打つことで血糖値を下げている状況です。代謝が変わるタイミングなので低血糖の心配も増えますから、**血糖値が安定して下がるまでは過度な運動は避けましょう**」

「そうなんですね。月に2度ほどラグビーの指導をしているのですが、それは継続しても大丈夫でしょうか？」

「息が上がるような運動量を急にするのはやめておきましょう。これまでどおりの指導だけならば大丈夫です。安静にしなさいという意味ではありませんので、今までどおりの活動は続けていって、もう少し血糖値が落ち着いてから運動を増やしていきましょう」

「わかりました」

「では、教育入院についてのご希望については、来週中を目処《めど》にお知らせください。また、眼科も早めに予約して受診してくださいね。その上で、次回の受診日などを相談しましょう。どうぞお大事に」

「ありがとうございました。失礼します」

先生からの処方箋

運動は糖尿病治療の柱の1つ。
ただ、血糖値が過剰に高い状態ではは りきらない

1か月後

空腹感を抑える薬を併用しつつ塩分を控える食事で食欲を落ち着かせる

スマホを開き、食前の血糖値を確認する。

食後に上がりすぎないように願いを込め、インスリン注射のダイヤルを回す。

1回に4単位を日に4回。これが私のインスリン注射の日課になった。

〝単位〟なんてものは、学生時代に必要な授業科目の履修登録をする際に使って以来な気がする。

注射というとインフルエンザなどの予防接種のイメージが強く、腕に打つのかと思ったが、両手が使えるうえに痛みを感じにくいので、腹部に打つのが一般的なのだそう。

外出時は人前でインスリンを打つことは憚《はばか》られるため、営業車の中かトイレで行うようにしている。薬局で手渡された資料や動画サイトに投稿されているインスリン注射のやり方を参考にしながら、最初のうちはおぼつかない手つきでインスリンを打った。

それが、2週間もすると手慣れたものになった。

そうはいっても、注射を打つこと自体を忘れそうになることはしばしば。実際に忘れたこともあり、少し食事を始めてから思い出して慌てて打った。

眼科の受診も糖尿病外来の受診後、すぐに済ませた。

現段階では問題視するべき網膜症の進行は見受けられないが、少しでも目に異変を感じるときはすぐに受診すること、それがなくても、少なくとも1年に1回の受診をすることを約束した。

そして、結論を延ばしていた入院は見送り、外来で通院を続けることにした。

職場に糖尿病の教育入院の話をするのがためらわれたのと、秋は子どもたちの運動会などのイベントも多く、参加したかった。

そして、**外来で自身の治療スタイルを確立していくことにもメリットがある**という０先生の言葉も背中を押した。

妻とも話をした。その上で外来でできるだけがんばってみて、もしうまくいかなければ、そのときは改めて入院を検討しようと決めたのだ。

パン食が多かった朝食は、妻の配慮でご飯の日が増えた。私はご飯と納豆を食べることが多いが、子どもたちはすっかり卵かけご飯の虜《とりこ》だ。

それに、乾燥わかめとちぎったレタス、とりがらスープの素《もと》をマグカップに入れてお湯を注ぐだけで完成する即席スープをプラス。これは子どもたちの分も含めて、私が用意している。トマトなどの野菜とヨーグルトは変わらずだ。

朝食をご飯にすることで妻の負担が増えるのではないかとたずねたが、無洗米でとぐ時間がそれほどかからず、炊飯器にはタイマーという便利機能があるし、という。炊くのが面倒だったり、忘れる日にも対応できるように〝パックご飯〟を備蓄を兼ねてストックしてあるので大丈夫よと笑った。

そして、朝、ご飯を多めに炊いて冷凍しておくことで、夕飯の支度が少しラクになるのでむしろよかったとまで。

本当に妻には頭が上がらない。

さらに、週に数回、野菜やベーコンなどの具がたっぷり入ったスープジャーを持たせてくれている。

ちなみに今日は、さつまいもと玉ねぎ、ベーコン、しいたけが入ったスープだ。紺色のスープジャーの助けによって、コンビニ弁当にプラス購入していたおにぎりやパンなどをなくすことができている。

外食する店は中華料理店を避け、定食屋を選ぶようにしている。おかわり無料という文字に惹《ひ》かれることはあるが、ご飯のおかわりも大盛り注文もしていない。

ただ、空腹感がなくなるには至らない。

と同時に、食事をするとすぐに血糖値が上がるのでビクビクする時間が増えている。その代わりに、トイレで用を足す回数は明らかに減った。

▼体重の微増は栄養を取り込めている兆候

今日は糖尿病と診断されたあの日から1か月が経過した、糖尿病外来の受診日だ。受付で持参した使用済みの注射針を入れたペットボトルを渡した。そして、計測と血液検査を終えて、診察室に呼ばれた。

「大山さん、体調はいかがですか？」

と、先生は私の顔を見た。そして立て続けにたずねた。

「低血糖の症状が出ることはありませんでしたか？」

「はい。低血糖を気にすることはほとんどなかったです。食事をすると血糖値がすごい勢いで上がるので、高血糖のアラートにはビクビクしています」

「そうですね。250を超える高値になったことはありませんでしたか？」

「超えそうになったことはあって、思わず水を飲みました」

「いいと思います。インスリン注射での困りごとはありませんか？」

「一連の流れについてはすっかり身につきました。思いのほか注射が痛くないのが、おどろきでした。ただ、注射を打つこと自体を忘れそうになることがあって、スマホのアラーム機能を活用し始めました。あと……」

「どうしましたか？」

「インスリン注射は糖尿病治療の最終手段というようなSNSの書き込みを見かけて、不安を感じています」

「インスリン注射を選択するのには大きく2つの理由があります。1つは、すい臓からインスリンを出せなくなってしまっている方に対してです。インスリンを出すことができないため、外から補ってあげる必要があります」

「はい」

「もう1つは、**早い段階ですい臓を休ませて機能を回復させること**です。**完全に壊れる前にメンテナンスすることで、すい臓で自前のインスリンを出し続けることができます**。さらには、**合併症の発症を抑えやすくなります**。大山さんの場合、後者での使用目的です。昔はまずは食事療法で、その次に内服薬、それでも安定しないとインスリンという順番だったのでそんな言説があるのです。大山さんのようなケースでインスリンを使用することは多いですよ」

「わかりました。安心しました」

「インスリン注射は負担があるかと思いますが、習慣化の工夫もされていて、すばらしいですよ。のどの渇きなどの症状はいかがですか？」

「トイレに行く回数は減りました。のどの渇きも落ち着いています。ただ、サイダーが飲みたくなる瞬間があります。そのときは〝無糖の炭酸水〟にしましたが、あまりおいしくないというか、もの足りないというか。ノンカロリーの炭酸飲料も売っていますが、ああいうものもよくないのでしょうか？」

「**ノンカロリーの炭酸飲料には甘味料が使われています**。飲んでも血糖値はほとんど上がりませんので、どうしてもガマンできないときに飲むのは問題ないと思います。ただ、**長い目で見ると〝甘いものが欲しい気持ち〟がないほうが血糖値にも減**

量にもよいので、できればほかのもので満足できるようになっていくとよいですね。無糖の炭酸水にレモン汁を垂《た》らすと飲みやすくなるという方がいますよ」

「そうなんですね。飲み物はそれくらいですが、食事のハードルは高いです」

「具体的に大変なことは何ですか？」

「とにかくお腹がすいてしまって……。そして、食事量を減らしているのに、体重は前回の受診時よりも増えていて、どうしたらいいのだろうと」

「なるほど……」

先生は検査結果を確認して、ゆっくりと話し出した。

「今回の結果を見ると、大山さんが血糖コントロールに取り組まれた成果がちゃんと出ていますよ。ヘモグロビンＡ１ｃは８・７％と改善しています。空腹時血糖値も１１４になって、前回の１６０から大幅に下がっています」

「それはよかったです」

「体重は85・６kgでやや増えたようですね。これは、**インスリン注射によってこれ**

まで血液中に出てしまっていた栄養を取り込めた結果と判断できるのではないかと思います。体組成を見ても、体脂肪率は前回よりもやや減っているので、減量は、これから少しずつ取り組んでいけば大丈夫です。とにかく血糖値を下げることを優先してきましたから、うまくいったと受け止めてください」

体重が増えて焦っていたので、この点はひとまず安心できた。

先生からの処方箋

初期段階は〝血糖値を下げる〟ことを優先する。減量はそのあとからで大丈夫！

▼GLP-1受容体作動薬で食欲を抑える

「さて、血糖値が落ち着いたので、ここからは体重を減らすことに力を入れていきましょう。減量には食事を減らすことが必要ですが、現時点ですでに空腹感があるとおっしゃっていましたね？」

「はい。がんばってはいるのですが、お腹がすいてツライことがあります」

「では、**『GLP《ジーエルピー》-1《ワン》受容体作動薬（GLP-1RA）』**を使ってみましょうか？」

「えっと、それは何でしょうか？」

「**糖尿病や肥満治療に使われる薬**の1つです。**食事をすると腸から分泌されて血糖値を下げるように働きかける『GLP-1』というホルモンがあります。GLP-1受容体作動薬は、それを分解されにくいように作成された薬です**」

「それって食欲がなくなってやせるとかいう〝やせ薬〟ですか？　ネットで〝GLP-1ダイエット〟というものを見たことがあります」

「ネット情報の出所によっては医学的に正しい情報ではない可能性もあるので、今からお伝えする情報を理解してもらえればと思います」

「はい。わかりました」

「GLP-1受容体作動薬の作用は、大きく2つあります。1つ目は**血糖値が上がっ**

たときにインスリンを出す〝すい臓〟を刺激して、インスリンの分泌を促進します。この薬のメリットは、**血糖値が高いときだけインスリンの分泌を促す**点で、インスリン注射と比べて低血糖を起こす心配が低いです」

「それはすごいですね」

「2つ目は、**胃の動きをゆっくりにして、消化物を腸に移動するスピードを遅らせます**。この作用によって、**食欲を抑える**ことができます。胃の動きがゆっくりになって満腹感を得やすいため、食べる量を減らしやすいということです」

「とても魅力的です。副作用はありますか？」

「副作用ではなく本来の作用にはなりますが、効きすぎると胃に食べ物がとどまる時間が長くなるため、胃もたれや吐き気が起こることがあります。そのため、**腹持ちがよくなるけれど、胃もたれしない量を見極めて量を調節**します」

「そうなんですね。体重が減ればやめることができますか？」

「**血糖値が安定して、体重が減り、食生活にも慣れればやめられます**。使ってみますか？」

「はい。お願いします」

薬が増えることに対して抵抗がないとは言えないし、空腹をガマンできない自分が頼りない。それでも、少しでもコンディションのよい体を取り戻したい思いが強かった。

「GLP‐1受容体作動薬には、〝**飲み薬**〟と〝**注射薬**〟があります」

「どちらがいいのでしょう？」

「飲み薬は起床時に服用しなくてはいけません。また、服用前に6時間以上の絶飲食と、服用後に最低30分の飲食禁止が必要という制約があります」

「なかなか大変そうです」

「注射薬の場合はインスリン同様に腹部に打ちます。週に1回でよく、タイミングも選びません。注射のほうが効果が高いケースが多いので、大山さんには注射をおすすめします。いかがでしょうか？」

「インスリン注射と一緒に打って大丈夫でしょうか？」

「はい。問題ありません」

「では、注射でお願いします」

「わかりました。使用してみて、胃もたれや吐き気などの不調を感じたら、量を調整しますので連絡をください。そのほか、不安なことはありますか？」

「不安ではないのですが、1か月たっても、食欲も自力でコントロールできないと、この先が思いやられるなと思っていて……」

「そんなふうに自分を追い詰めないでください。**食事は人間の本能的な欲求ですから、そんなに簡単に食欲を止められる人はいません**よ。ただ、どんなときに食べたくなってしまうかを少し探ってみてくださいね」

先生の言葉は優しかったが、ここで甘えてはいけないと思った。

先生からの処方箋

一生ものじゃない！　GLP-1受容体作動薬は食習慣が身についたらやめられる

▼塩分を控えめにすれば食べすぎにくい

「大山さんは腎症2期でもありますし、食欲を抑えることにも役立つと思うので、少し塩分を控えませんか？　尿中に含まれるナトリウム量からの推定値になりますが、塩分摂取量がやや多いようです。味の濃いものがお好きですか？」

「……はい」

「おかずの味が濃いと、ご飯が進んで量も増えがちになります。**塩分の過剰摂取には食欲を増進する作用がある**と言われています。体の塩分濃度が高くなると、腎臓への負担も大きくなりますので、注意したいところですね」

「味覚が変わる薬とかあるんですか？」

真剣に聞いたのだが、先生は優しくほほえんだ。

「ここは調理の工夫で乗り切りましょう！　塩の代わりにレモン汁や酢、バジルなどのハーブ、大葉やみょうが、しょうがなどの薬味を使うと、味に深みが出ておいしく感じます。香りが豊かだと、塩が少なくても満足感が増しますね」

「なるほど」

「あとは、**味をつけるタイミングを工夫する**のも手です。調理の途中ではなく、最後に少量の塩やしょうゆを加えると、全体の塩分量を抑えつつ、味を引き立てられます。百均でも売られているスプレータイプのしょうゆさしを使えば、しょうゆが全体に広がりますし、かけすぎを防ぎやすいです」

「やってみます！」

「それから、うまみを活《い》かすのも塩分を減らす工夫です。昆布やかつお節などの〝だし〟を使えば、塩を減らしてもおいしく仕上がります。食材の持つ自然の味を活かすことで、塩分を減らしても満足感を得られます」

「はぁ……」

「というのが優等生の回答ですが、**〝うまみ調味料〟をふりかけるのもいい**と思っています。さらに**過剰なナトリウムを排泄するカリウムを摂取すると、体の塩分濃度を下げる効果**を発揮しますよ」

「カリウムはどんな食材に含まれますか？」

「ほうれん草や小松菜、ブロッコリーなどの緑黄色野菜に含まれます。さっと加熱してかつお節をのせ、しょうゆをワンプッシュ。塩分控えめの小鉢が完成します」

「やり方の工夫はいろいろあるんですね。食べる専門で調理には疎《うと》いので、少し勉強してみます」

「世界が広がって楽しいですよ！　食べたものが将来の体を作るので、何を食べるかを選び取っていけるといいですね。では、次は2か月後にお待ちしています」

「ありがとうございました」

先生からの処方箋

塩分摂取を控える工夫とカリウム摂取で塩分排泄を促して、腎臓に優しく！

3か月後

血糖値が安定し、インスリンを離脱　自重での筋トレを開始

「パパ、全部できたよ！　見てぇ～」

と、次女に甘えられる週末の夜時間。

最近の小学生は、１人１台のタブレット端末を学校から支給されている。そこに学習用の日本地図や世界地図、人体の内臓や骨格を正しい位置に配置するパズルゲームのアプリがインストールされている。

次女は、学校で勉強しているという内臓のパズルを完成させて見せに来た。

４年生は内臓の配置をすっかり覚えているようで、心臓はここ、肺はここ……と2戦目もテキパキとあるべき位置に内臓を配置していく。

私は、正直なところ、困惑している。

糖尿病と診断されて〝すい臓〟の重要性を感じているが、胃の近くにあることを何となく記憶しているものの、正確に位置を示せるかと言われると自信がない。

〝自信ないぞうだ〟というくだらないギャグは、口には出さないでおく。

娘のパズルを見ているとトウモロコシのような形のすい臓は、お腹の左上で胃の背中側に隠れているような位置にあることを確認できた。

内臓はみんな赤いのかと思っていたが、すい臓は本当にトウモロコシのように淡い黄色をしているとのこと。これまでイマイチ理解していなかったが、このトウモロコシ形の臓器からインスリンというホルモンが出て、私の血糖値を下げてくれているると思ったら、急に感謝したい気持ちになった。

そうこうしていると、「チン♪」と電子レンジが加熱を終えた音を出した。

このタイミングでペン型の注射器のキットを持って、食卓を囲む。

そして、いただきますの言葉を合図にインスリンを打つ。

大した料理はできないが、動画を見て覚えた電子レンジで作る「蒸しどり」がしっとりジューシーでおいしい。家族にも人気なため、今日は私が作った。

とり肉の下には千切りのキャベツを敷いて一緒に加熱している。

この時点では味つけをせず、食べるときにO先生が教えてくれたスプレータイプのしょうゆさしに入れたポン酢をワンプッシュする。

これまでなら焼酎のつまみにしていたところだが、アルコールが高カロリーだと知ってから、飲まなくてもいいかという気持ちになれている。代わりに、茶碗1杯のご飯と、じゃがいもとわかめのみそ汁が食卓に並んでいる。

食卓が変わった。そして、体重が減った。80・9kgになり、70kg台が見えてきた。

▼減量によりインスリン抵抗性が下がる

今日は糖尿病外来の受診日。

毎度の測定と血液検査に加えて、今日は尿検査も実施された。

「大山さん、診察室へどうぞ」

「はい。失礼いたします」

先生はじっと私を見て言った。

「あれっ、スッキリされたんじゃないですか？」

「あっ、はい。体重が５kg近く落ちまして……」

「いいじゃないですか！　ヘモグロビンＡ１ｃも６・９％ですよ。ついに、６％台まで下がってきました。しっかり、血糖値が安定してきていますね」

「本当ですか？　血糖値の上がり下がりの程度が何となくわかってきて、ＣＧＭの数値を見て一喜一憂することがなくなってきました」

「空腹感も少しは落ち着きましたか？」

「はい。前回の頃は食べられないことがツラくて、イライラする感じがありました。追加した薬の影響なのでしょうが、お腹が満たされやすくなっています。先日、ラグビーの指導者メンバーと久しぶりに中華料理店に行ったのですが、レバニラ炒めとご飯だけで満腹に。おいしかったですが、油でちょっと胃が重たい感じがしました。今までそこにラーメンをつけていたんですもんね……。食べすぎでした」

「そうですか。食事が変わっていかがですか？」

「お腹を満たすものから、体を動かすための栄養をいただくという意識に変わりました。体重が減ってうれしいですし、食事代までスリムになりました（笑）」

「あはは。確かにそうですね。お酒はいかがですか？」

「付き合いで飲むこともあります。ただ、瓶ビールを注文して、相手に注ぎまくって自分の分は少なくしています。会社の人には糖尿病のことを絶対に知られたくないと思っていたんですけど、信頼している上司に伝えたら親身になって心配してくれて、野菜と海藻を食《く》えと海藻サラダを必ず注文してくれます。ありがたい限りです」

「環境にもよい変化が起きているようですね。体の中に起きている変化もよい方向に進んでいるようですよ」

「と言いますと……？」

「体重が減っているので『脂肪肝』はよくなっているはずです。**脂肪肝が改善するとインスリンが効きやすくなるので、血糖値も管理しやすくなります**。それから、検査の結果、尿中の微量アルブミンの検出量が前回は１８０mg／g·Crでしたが、今回は24に減っています。『腎症』のステージも1段階改善です」

「本当ですか？」

「糖尿病は食べすぎも影響しますが、**インスリンが効きにくい体質が影響する疾患**です。血糖値が下がってインスリン抵抗性も下がり、分泌が回復してきたようです。このへんでインスリン注射をやめ、ＧＬＰ-１受容体作動薬だけで様子を見てみましょうか？」

うれしさ半分、不安半分の不思議な心持ちになった。

先生からの処方箋

インスリンの分泌が回復したら、インスリン注射をやめることができる！

▼食後の運動ですい臓をサポート

「インスリン注射をやめる代わりに、運動をプラスしていきましょう」

「はい！　体が軽くなったからか、ジムに行きたいとウズウズしていたところです」

「そうですか。ただ、急にギアを入れると続かないことがあります。お仕事もあって忙しいでしょうし、無理は禁物です。**〝食後に座っている時間を減らす〟**ことと、**〝食後30分以内にスクワットをする〟**ことから始めてください」

「えっ、そんなことでいいんですか？」

「食後に歩いたり、下半身の大きな筋肉を刺激すると糖をエネルギーとして使えるので、食後の血糖値が上がりにくくなります。すい臓の負担を減らせますよ」

「なるほど。やってみます！　ちなみに、プロテインは飲んだほうがいいですか？」

「今はまだ体に増えた脂肪を減らしている段階です。カロリーを余計に摂取せずに**食事を整えることを優先し、体を潤すには水を飲んでください。**それで十分です」

「わかりました」

「ご飯の量などは控えやすくなったようですが、可能な範囲で栄養価の底上げができるといいですね。押し麦やオートミール、そばなどの未精製の穀物を選ぶと、食物繊維やミネラルなどの摂取量をぐっと増やせます。食物繊維には血糖値の上昇を緩やかにする効果や脂質の排泄を促す効果もあるので、大山さんにとってメリットが大きいと思いますよ」

「やってみます！」

「では、今日はインスリン注射薬の処方はありません。週１回のＧＬＰ‐１受容体作動薬の注射は継続してください。どうぞお大事に」

「はい。ありがとうございます」

先生からの処方箋

食事を整えながら食後の運動をプラスし、血糖値の上昇を緩やかにする

エピローグ

「イ〜チ〜・ニ〜・サン〜・シ〜……ジュウ〜」

と、4人の声が重なる。

「ふう、いったん休憩〜。パパだけもう2セット、がんばって！」

O先生が言うとおり、インスリン注射をやめられた。

その代わりに始めた〝食後のスロースクワット〟。

ダイニングテーブルに手をついたまま、ひざを曲げ伸ばしして、お尻を上げたり下げたり……。10回を3セット行っている。

器具を用いたトレーニングまで追い込む必要はなく、自重でゆっくりやることがポイントだと先生は教えてくれた。

食後に始めたスクワットに最初に飛びついてきたのは、妻だった。

妻が言うほど変わったとは思わないが、本人はお腹の脂肪が増えていると気にしていた。だから、「私もやる！」と言って参加者ができた。

そして、それを見て楽しそうだと思ったのか、2人の娘たちも気まぐれに付き合ってくれる。

インスリン注射をやめていいと言われたときは自分の体のことを信じきれず、また血糖値が上がったらどうしようと不安だった。でも、その後も順調に血糖値の調整ができて、先日の検査ではヘモグロビンA1cは5・5％。体重は74kg。

ついに、GLP‐1受容体作動薬の注射もやめてみようということになった。

半年前はホルモンと言われても、〝ホルモン焼き〟しかイメージできなかった。

そんな無知な私だったが、ホルモンというメッセンジャーの重要性を知った。ホルモンの指令によって、高くなった血糖値が下げられたり、食欲が抑えられたりしていることを知った。

だから、このメッセンジャーたちがしっかり働ける環境を整えていたいと思った。家族が私の生きる環境を整えてくれているように。

大山裕太さんの

血糖値を下げる食べ方ポイント

- **ご飯ならお茶碗1杯150ｇ**を上限に。
  食べすぎていた糖質を適正量に調整する。

- パンよりもご飯のほうが腹持ちがよい。
  空腹感を抑えるには、ご飯がおすすめ。

- **しっかりかんで、ゆっくり食べ**れば
  血糖値の上昇が緩やかになる。

- アルコールは１ｇ当たり 7.1kcalと高カロリー。
  利尿作用も高いので、**飲酒機会を減らす**。

- 糖分とカフェインを含むエナジードリンクは
  血糖値を爆上げ。**体に優しい飲料は水かお茶**。

- 空腹時間が長くなると血糖値が上がりやすい。
  夕食が遅い日は、**主食を先に食べる分食に**。

- **塩分を控えめ**にすれば腎臓に優しい。
  食欲増進を抑えて食べすぎを防ぎやすい。

ケース

3

横田みずほさん（52歳・女性）

やせていて、症状がなくても糖尿病だった少食で栄養不足、便秘気味なら赤信号

プロローグ

「きれいなラベンダー色で素敵ね。これにするわ！」

「ありがとうございます。ご自宅用でよろしいですか？」

「そう、私が使うの」

「では、こちらでお会計をお願いいたします」

会計を済ませ、マイバッグに入れて持ち帰った。

買い物から帰ると、まずは〝甘いもの〟。お気に入りの籐《とう》のカゴに常備してある、洋菓子のアソートから3つをチョイス。今日はチョコレートがコーティングしてあるサクサクのパイと、定番のチョコチップクッキー、しっとり生地のバウムクーヘンに決めた。たくさんは食べられないし、高級店のお菓子でもない。スーパーで買えるありきたりなものだが、この〝ちょっと感〟が贅沢な気持ちにさせてくれる。

息子は大学生になり、2年前から東京で一人暮らしをしている。

子育てが一段落したところで、夫が役職定年を迎え、残業や接待などがなくなって定時に帰宅するようになった。そのため、夫の帰宅に合わせて、夕飯作りを開始しなくてはいけない。

だから、気ままなスイーツタイムを今まで以上に幸せに感じるんだと思う。

これで太ってしまうならスイーツや間食を減らさなくてはいけないだろうが、幸いなことに、身長が１５４cmで体重は44kgとやせ型だ。

多少は気になるシワが増えたが、50代の今も20代の頃と体重に大きな変化はなく、洋服のサイズも変わっていない。おかげで、友人たちからはうらやましがられる。

一方で、夫は変わってしまった。これまで会食で夜遅くに飲み食《く》いをすることが多かったためか、若い頃と比べて20kg近く増量している。

「夫のようにはなりたくない」

心の底からそう思っている。

夕飯のおかずは肉野菜炒めなどが多い。ハンドルが着脱式になっているフライパンを使用しているため、食卓に調理したフライパンのまま出すことができて便利だ。

そこから、お互いに好きな量を取って食べている。

私が夫の分をよそうと「もうちょっと入れて！」とたびたび追加を要求されるので、面倒くさくなってフリースタイルにしている。

私は肉が好きではないので、肉を外して野菜ばかりを皿によそった。

食事を終え、入浴後に今日購入したラベンダー色の例のやつを開封した。

私は〝冷え性〟だ。「末端冷え性」というのか、特に手足が冷える。

最近の気温の低下で足先がひどく冷えるので、もこもこして暖かそうな厚手の靴下を購入したのだ。これをはけば、録画してある〝推し俳優〟のドラマを冷えを気にせずに鑑賞できる。

しかし、私の体の問題は〝冷え性〟だけではなかった。

健康診断で、血糖値が１９３mg／dL、ヘモグロビンＡ１ｃが８・３％。「糖代謝検査」の項目にＣ判定（要再検査）が付いたのだ。

初めての受診

やせているのに糖尿病？ タンパク質を増やし、筋肉量アップを目指す

健康診断の当日。

健診は午後からで、案内にあったとおり朝食を7時までに済ませて、指定時間にクリニックに向かった。問診票にも、朝食を食べたことを記載した。

その日の朝食も、普段どおりにデニッシュとコーヒーだ。

朝なんて食欲がないから、大した量は食べていない。

そして、いつものように身体測定やら血圧検査、採血、尿検査、大嫌いなバリウムを飲んでX線検査も受けた。

そして、いつものようにB判定が1つ2つあっても、それ以外はA判定だと思っていた。しかし、「糖代謝検査」の判定欄には確かに「C」と書かれていた。

糖代謝ということは、「糖尿病」の疑いがあるということなのだろう。

でも、糖尿病はたくさん食べたり、太っていたりする人がなる病気のはず。

夫ならわかるけれど、私が「糖尿病」であるはずがない。症状だってないし。

だから、この疑惑を晴らすために、私は「糖尿病外来」を訪れている。

受診は午前中。血液検査のために前日は21時までに夕食を済ませ、朝食は抜いてくるように言われたので、その指示に従った。

そして最初に計測と血液検査、尿検査が行われた。

「横田みずほさん、診察室にお入りください」

「はい。失礼いたします」

▼随時血糖値と空腹時血糖値は違う

「横田さん、こんにちは。早速ですが、先ほど行った検査の結果からお伝えします。

空腹時血糖値が162で、ヘモグロビンA1cが8・5%ですね」

「よかった！　やっぱり何かの間違いだったんですね。血糖値って200を超えたらいけないんでしょう？　この間の健診結果は193でしたが、検査機器のトラブルか何かだったのかしら。では、これで失礼いたしますね」

「ちょっ、ちょっと……。もう少し横田さんのお体のことを知りたいので、お話を聞かせてもらえませんか？」

「あら、そうなんですか？」

「はい。せっかく来てくださったわけですし、こちらからもお伝えしなくてはいけないことがあります」

「そうなんですね。糖尿病じゃないとわかれば十分なんですが」

「お気持ちはわかります。ただ、治療して血糖値を下げていくことが、横田さんにとってベストな道かと思います」

「えっ？」

一瞬の間を取ってから、先生ははっきりと言った。

「お話を詳しく伺ってからになりますが、糖尿病の可能性が高いと思います」

「でも、私、太っていないですし……」

「そうですよね。体型の話も含めて、お話をしていきますね」

「……」

「まず、先ほど血糖値が200を超えると……と、いう話がありました。先日の健診は、前日の夜以降何も食べていない状態で測ったものですか？」

「いいえ。午後の健診だったので、朝食を食べてから行きました。お昼ご飯よりは前だったけれど……」

「そうですか。**血糖値は1日の中で変動します。食事をすれば血糖値は上がります。**そして、食事からの時間の経過とともに下がってくる。そして、また食事で上がるというように繰り返しています。採血で表示される血糖値は、その時点のものです。ここまではいいでしょうか？」

コクンとうなずいた。

「横田さんが健診で測ったものは、『随時血糖値』と呼ばれるものです。詳しく言えば、朝食を召し上がって、昼食前に測ったものなので、『昼食前血糖値』になります。そして、今日のものは**食事をとらずに8時間以上経過した状態で測る『空腹時血糖値』**です。**昼食前血糖値よりも空腹時血糖値が低いのは当然**なんですよ」

「……」

「**空腹時血糖値が126以上だと糖尿病の疑い**という診断基準の1つになります。そして、1〜2か月の血糖値の傾向を知る手がかりになるのが**ヘモグロビンA1c**です。**基準値の6・5%を超えているので、糖尿病と診断**するのが妥当です」

目の前が真っ暗になって、倒れそうになった。

先生からの処方箋

血糖値は測るタイミングによって差がある。血糖値の高さを指摘されたら、医療機関に相談を

▼糖尿病の半数は肥満ではない

「でも、先生。私は太っていないので、糖尿病ではないと思います」

「そうですよね。そうおっしゃる方がほとんどです。ＢＭＩ（Body Mass Index）をご存じでしょうか。体重（kg）を身長（m）の2乗で割って算出される肥満度を表す体格指数で、日本では25を超えると〝肥満〟と判定します。２０２３年の報告では、2型糖尿病患者の平均ＢＭＩは24・71kg／㎡です。**糖尿病を持つ日本人の半数は肥満体型ではない**と考えることができます」

「そんな話、聞いたこともありません」

「これは、日本を含めたアジア人の特徴です。欧米人と比べて、**血糖値を下げるホルモンのインスリンを出す力が弱い**ことが関係していると考えられています」

「……」

「**やせ型だから糖尿病にならないわけではない**んです」

「そんな……。では、どうしたら治るんですか？」

先生は、少しほっとした顔をした。

「ご自身の体と向き合おうとしてくださって、よかったです。私は医師としてできるだけ横田さんの生活に合う情報をお伝えしたいと思います。でも、横田さんの体を守れるのは、横田さんしかいません。**今の状態と向き合って、これからの変化を感じていってください**。それが改善の道につながります」

先生からの処方箋

糖尿病は体質が影響する疾患。日本人はやせていても糖尿病になる人が多い！

▼食事量が少なく栄養が不足

先生は優しい口調で話してくれたが、私はまだ現実を受け止められない。

それでも、先生の話を聞かないわけにはいかない。

「私はどんな治療を受ければ、治してもらえるんですか？」

「細かい表現の部分で申し訳ありませんが、治療を受けるというスタンスではなく、治療は横田さんが主体的にされるものです。そして、私は横田さんを治していくのではなく、横田さんが改善されていくお手伝いをします」

そして、またほほえんだ。

「**糖尿病の治療は、『食事』『運動』『薬物』の3本柱**で行います。そのため、現在の食生活や運動習慣などの日常生活について教えてください」

「……」

「まずは、食事のことからお伺いします。朝食、昼食、夕食を召し上がる時間帯と、どんなものを食べることが多いかを教えてください」

たくさん食べているわけではない食事について話すことが必要なのか理解できなかったが、私の食事量に問題がないことを認めてほしくて、ありのままを話した。

「朝は8時くらいに食べます。だいたいパンとコーヒーです。きゅうりをつけることもあります」

「パンはどんなものをどれくらい召し上がりますか？」

「デニッシュが好きで、それを1個食べるくらいです」

「なるほど。砂糖がまぶしてあったり、チョコが入っていたりするものですか？」

「りんごと多少クリームが入ったものが多いです。おいしいんですよ」

「なるほど。お昼は？」

「パートがある日は、勤務先のスーパーでお弁当を買っています。ただ、量が多くて、全部は食べきれなくて。もったいないけれど、残すことが多いです。もう少し量を減らして売っていればいいのに、といつも思います」

「はは、そうですね。ご自宅で食べる日は？」

「冷凍のピザかうどん、チャーハンのうちのどれかが多いです。でも、そのほかには食べていないし、食べすぎということはないと思うのですが……」

「わかりました。お昼を召し上がる時間は？」

「だいたい12時半くらいです」

「間食はしますか？」

「3時くらいには疲れてしまうので、休憩しておやつを食べます。よく人からもらうんです。ただ、小さなお菓子を3つまでにしています。太りたくないので」

「例えば、どんなものですか？」

「クッキーとか、バウムクーヘンとか、パイとかが多いかしら。でも、スーパーでよく見かけるミニアソートタイプの、小ぶりのやつなんですよ」

「そうですか。では、夕飯についても教えてください」

「夕飯は炒め物が多いです。肉野菜炒めとか。でも、私はお肉が得意じゃないので、野菜を選んで食べています。あとは、ご飯とおみそ汁。夫はよく食べる人なので、私の分はそれほど多くないはずです」

「おかずは1人前ずつに分けてよそっていますか？」

「いえ、大皿というか食卓にそのまま出せるフライパンを使っていて、そこからお互いが食べられる量を取る感じです。だから、私は少ないんです」

「わかりました。では、少しずつ食事を見直すポイントを考えていきましょう」

「そんなに食べていないのに、見直しが必要なんですか？」

「そうですね。**食べていないことで栄養不足になっている**のかもしれません」

先生からの処方箋

食事量は少なければよいというわけではない。栄養不足が体に不調をもたらす！

▼筋肉が減る「サルコペニア」とは？

たくさん食べるから、血糖値が高くなるんじゃないのかしら？

変なことを言う先生だと思って怪訝《けげん》な顔をしたが、先生は質問を続けた。

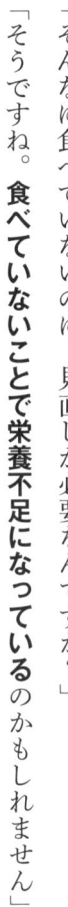

「横田さんは、運動の習慣はありますか？」

「仕事で少し体を動かす以外は、運動らしい運動はしていません」

「**〝便秘〟**や**〝冷え〟**の症状はありませんか？」

「はい。そうですね。冷え性だと思います。手足が特に。便秘はもう昔からなので、私の体質みたいなものだと思っています」

そして、先生は再び検査数値に視線を戻した。

「横田さんは、筋肉量が少なくなる『サルコペニア』の予備群で、**やせているけれど体脂肪率が高いことが、インスリンの効きを悪くしている**のかもしれませんね」

「サルコペニア……ですか？」

「**サルコペニアは、加齢により筋肉量の減少、筋力の低下、身体能力が低下した状態**のことです。ギリシャ語で筋肉を意味する〝サルコ（sarco）〟と喪失を意味する〝ペニア（penia）〟の造語です」

「そうなんですね。聞いたことはありますが、意味は知りませんでした」

「サルコペニアの基準の1つに、四肢の筋肉量（kg）を身長（m）の2乗で割った〝SMI（Skeletal Muscle mass Index）〟という骨格筋量指数があります」

「はい」

「女性では、SMIが5・7未満だと基準の1つを満たします。横田さんは4・7でした。もう1つの基準となる〝握力〟は19kg。18kg未満だと〝サルコペニアの疑い〟になるので、ギリギリ上回っているレベルです」

「筋肉が少ないと、何か問題があるんですか？」

「サルコペニアになると、バランスを取りにくくなって転倒しやすかったり、体が弱くなっているため、けがや病気になったときに回復が遅くなります」

「何となくイメージできます」

「筋肉が熱を生み出すので、**筋肉が少ないと冷えやすく**もなります。また、手足だけでなく、口の筋肉なども含めた体全体の筋力も衰えてしまいます」

「……」

「それから、**筋肉が少ないと血糖値が上がりやすく**なります」

「えぇ!? そうなんですか?」

「ちなみに男性では、SMI7・0以下、握力28kg未満だとサルコペニアと判断されます。横田さんは現状サルコペニアではありませんが、このまま放置すればサルコペニアになる可能性がある〝予備群〟というわけです」

先生からの処方箋

〝冷え〟の原因に筋肉不足があることも。筋肉量が少ない女性は、サルコペニア予防が大事!

▼高血糖が筋肉をやせさせる

「筋肉が少ないと血糖値が上がる理由がよくわかりません」

「**血液中の糖分である血糖をエネルギーとして使う大切な器官が筋肉だから**です」

「えっと……?」

「筋肉を動かすときにはエネルギーが必要です。そのエネルギー源として、血液中の糖を取り込み、エネルギーに変えています。だから筋肉が少なければ、エネルギーとして使われる糖が少なく、血液中の糖を減らしにくいというわけですね」

「なるほど」

「それだけではないんです。先ほど体脂肪率が高いとお伝えしましたが、横田さんの体脂肪率は33・9%でした。女性で体脂肪率が30%以上だと、いわゆる**肥満体型ではなくても〝隠れ肥満〟という状態**です」

「私、肥満なんですか⁉」

「そうですね。**筋肉はやせているけれど、脂肪が多い状態**です。するとやせた筋肉繊維の隙間に脂肪が入り込んで、〝牛肉のサシ〟のようになってくるんです」

「**やせていても肥満**だっていうんですか?」

「そういうことです。**サシが入った筋肉では、血糖を取り込む仲介をするインスリ**

ンというホルモンが効きにくいんです。だから、血糖値が下がりにくくなります」

「そんな……。初耳です」

「**高血糖だと、さらに筋肉を弱らせる悪循環も起こります**」

「どういうことですか？」

「**エネルギーが筋肉に届きにくくなる**のです」

「……？」

「インスリンは、血糖を筋肉に取り込む手助けをするホルモンだとお伝えしましたね？」

「はい」

「高血糖が続くと、インスリンが効きにくくなる『インスリン抵抗性』が高くなりやすくなります。**インスリン抵抗性が高いと筋肉に十分なエネルギーが届かないので、筋肉を作ったり維持したりする力が落ちる**のです」

もう言葉が出ない。

「さらに、**高血糖が続くと、体がエネルギーを得るために筋肉を分解**しやすくもなります。特に糖尿病を持つ方はエネルギー不足の状態になることがあり、そのときに**筋肉のタンパク質が分解されてエネルギー源として使われます。**これが、筋肉が減る原因になります」

「……」

「昨今、**『サルコペニア』に加えて、糖尿病をはじめ、高血圧や脂質異常症などを悪化させる『肥満』が重なった状態である〝サルコペニア肥満〟が危惧《きぐ》されるようになっています**」

「サルコペニア肥満……?」

「体脂肪率32%以上で、骨格筋のSMIも少ないと、〝サルコペニア肥満〟と考えられます。普段の活動量が少ないために食欲や食事の量が低下していたり、ふくらはぎが細くなってくるのも兆候です」

「ほぼ私のことですね……」

「**若い頃と体重や体型が変わらないことが問題を大きくします**。筋肉が脂肪に置き換わっただけなので、肥満度を示すＢＭＩは標準ということが多いからです。しかし気づかないうちに〝サルコペニア肥満〟になっていて、糖尿病を進行させる引き金になることがあるんです」

先生からの処方箋

筋肉が減ると血糖値は上がりやすく、高血糖が続くと筋肉が減るという悪循環が起きる

〝食べる〟ことで脂肪を燃やす

糖尿病というだけでショックなのに、〝サルコペニア〟とか、〝隠れ肥満〟とか、さっぱりわからない。でも、どうにかしなくてはいけないらしい……。

「筋肉を増やすには運動をすればいいんですか？　筋トレですか？」

「運動も大切な要素ですが、食事を優先しましょう。**筋肉を増やすにはタンパク質をしっかり摂ること**が必要です。**タンパク質は筋肉のおもな材料だから**です」

「肉は苦手なのですが……」

「タンパク質を含む食品は、肉だけに限りませんよ」

「あぁ、魚もですね」

「そうです！　魚介や卵にも豊富に含まれますし、納豆や豆腐などの大豆食品も良質なタンパク源です。乳製品でもいいです。特に朝食にタンパク質の多い食品を必ず加えてほしいのですが、何か足せそうなものがありますか？」

「肥満なのに、足していいんですか？」

「**脂肪が増える原因は、食べすぎだけではありません**。人間の体はなかなかややこしいのですが、**食べる量が少ないとエネルギーを消費しにくい〝省エネモード〟になって、脂肪をためがちになる**んです」

「まぁ！　食べたら太るから、食べないほうがいいと思っていました」

「そうですよね。私たちは活動することでエネルギーを消費しますが、それ以外に動いていないときでも生きるために内臓が働くことなどでエネルギーを消費しています。これが〝基礎代謝〟です。**基礎代謝は筋肉量が増えると上がります**」

「そうなんですか」

「そして、**食事をするだけでもエネルギーを消費できる**んです。覚える必要はありませんが、これを〝食事誘発性熱産生《しょくじゆうはつせいねつさんせい》〟と呼んでいます」

「初めて聞きました」

「そうですか。とにかく、余分な**脂肪を減らして筋肉を増やすには、バランスよくしっかり食べる**ことです。特に、**タンパク質を意識して増やしていきましょう**」

「……はい」

「朝食にプラスできそうなものは何でしょう？」

「目玉焼きでもいいのかしら？」

「いいですよ！　スクランブルエッグでも、ゆで卵でも、生卵でも！」

「牛乳はそのままでは飲めないですが、コーヒーに入れてカフェオレにするのならできるかもしれないです」

「いいですね！　牛乳でも豆乳でもOKです。では、それで決まりです！」

「朝食に増やすだけでいいのでしょうか？」

「**タンパク質は貯蔵がききにくい栄養素**です。だから、1日3食、毎食こまめにプラスしていくことが大切です。特に朝のタンパク質は欠かさないようにしましょう」

「やってみます」

「できれば、**1食で20g程度のタンパク質を摂るのが理想**です。食事から摂取する分には、摂りすぎが問題になることはまずありません。ちょこちょこプラスすることからスタートしましょう」

先生からの処方箋

食べることで〝脂肪を燃やせる体〟になる。
特に筋肉を増やすタンパク質はこまめに摂取を！

▼野菜でタンパク質の摂取量を底上げする

私は食が細いほうなので、タンパク質を増やせと言われても、少し不安になる。

でも、先生は話を続けた。

「横田さんは野菜が好きですか？」

「野菜は好きです。皮をむいたり、切ったりという下処理が少し面倒ですが……」

「野菜好きと聞いて安心しました！　野菜にもタンパク質を含むものがあります」

「そうなんですか？」

「**ブロッコリーや枝豆、グリーンピース、いんげんなどの豆類には、そこそこタンパク質が含まれています**。**アスパラガス**や**ほうれん草**にも含まれています。しかも、これらの野菜は、すでにゆでた状態で冷凍販売されているものがあります。こういった冷凍の野菜を活用して、手間をかけずにタンパク質を増やしていくのも手ですね」

「ブロッコリーにタンパク質が含まれているなんて、知らなかったです」

うんうんと、先生はうなずく。

「**豆苗《とうみょう》にもタンパク質が多い**ですね。キッチンバサミでカットして、みそ汁に加えるなどもできるといいですね」

「豆苗ですか。確かにそんなに火を加えなくても食べやすいですすね」

「そうです！　鍋にも向きます。食べ終えたあとも、種の部分を水につけておくとまた生えてくるので、2度おいしいです。成長過程を見るのも、楽しいですよね」

「あはは、そうですね。育ててみようかしら……」

楽しそうに話す先生につられるように、私も思わず笑った。

「**野菜には食物繊維も含まれるので、しっかり食べることで糖の吸収スピードを緩やかにもしてくれます。便秘の解消にも効果**がありますよ！」

先生からの
処方箋

ブロッコリー、枝豆、アスパラガス、ほうれん草はタンパク質が豊富な野菜。ちょこちょこプラスして

▼ご飯を主食にするとヘルシーな献立になりやすい

「横田さんは、ご飯をどれくらい食べますか？」

「夕飯で茶碗に半分くらいでしょうか。昼はチャーハンで食べることもあります」

「先ほどもそうおっしゃっていましたね」

「はい」

「ご飯を主食にすることは問題ありません。むしろ、**お茶碗1杯150gくらい**は食べて大丈夫です。ただ、主食でアブラを摂取する頻度は減らせるといいですね」

「主食でアブラとは、どういうことでしょうか？」

「チャーハンもそうですし、デニッシュなども脂質が多いですね。食べてはいけないわけではありません。ただ、脂質を減らして **〝脂肪を増やしにくい主食〟に置き換える**と、筋肉が増えやすくなると思います」

「なるほど……」

「**〝ご飯の日〟を増やす**ことですね。朝食にご飯が主食の日を作ったり、昼食のローテーションに冷凍の焼きおにぎりを加えるのもありかもしれません」

「ご飯って太りそうなイメージですが……？」

「確かに炭水化物が多いので、高カロリーになりやすいのです。でも、量を減らしたとしても、それをアブラで炒めたものであれば、さらに高カロリーになりますよね。**食事全体に占める脂質の割合が増えると、摂取エネルギーが多くなりやすい**んですよ」

「そうなんですね」

「それから、**米にもタンパク質が含まれます**」

「考えたこともなかったです」

「お茶碗1杯150gに対して、含まれるタンパク質は3・8gで多いとは言えません。それでも、1日に3食を食べれば、11gを確保できる計算です」

「パンよりもお米のほうがいいのでしょうか？」

「小麦にもタンパク質が含まれますが、米と同じようには食べにくいですね」

「というと？」

「食パンやロールパンをそのまま食べるならいいですが、バターやジャムを塗ってしまえば余計なカロリーや糖分の摂取につながります。あとは何を組み合わせるかによりますが、ウインナーやベーコンだと、さらに脂質が多くなります」

「確かにそうですね」

「その点、**ご飯なら納豆や卵などと組み合わせれば、脂質は控えめな良質のタンパク質を上乗せしやすいです。かつお節やじゃこをのせても、タンパク質をプラス**できますね」

「納豆やじゃこは好きなので、試してみます」

「**ご飯だとみそ汁と組み合わせやすいのもメリットの1つ**です。野菜や海藻などの具は食物繊維が豊富なので、血糖値の上昇を緩やかにしてくれますし、みその原料は大豆ですから、タンパク質もプラスできます」

「だしをとるのが大変で……」

「市販の顆粒だしでいいと思いますし、具からうまみが出るので、だしを使わなくても意外とおいしくできますよ」

「やってみます！」

「**米の〝腹持ちのよさ〟も魅力**です。パンやうどんのように、いったんすりつぶされた小麦粉にしてから作られた食品と比べて、お米は細胞をそのまま食べます。そのため、消化・吸収に時間がかかって腹持ちがよいのです」

「腹持ちがよいことと、血糖値にどういう関係があるのですか？」

「特に昼食後の腹持ちが悪いと間食が欲しくなって、どうしても甘いものにつながりやすいですね。ここで甘いものを控えられたら、血糖値を抑えられます」

先生からの処方箋

ご飯を主食にすれば組み合わせるおかずの脂質を控えめにしやすい！

▼「プレート法」で食事の量とバランスを把握

米やタンパク質を含む野菜などについての理解は深まったが、何をどれくらいのボリュームで食べたらいいかはまだイメージができない。

「先生、１食で食べたらいい量がよくわからないのですが……」

〝プレート法〟をご紹介しますね」

先生は待ってましたとばかりに、即答してくれた。

「先ほど、おかずは銘々皿によそって提供するのではなく、食卓で自由に取るスタイルとおっしゃっていましたね。それでは自分が食べている量を把握できませんね」

「確かにそうですね」

先生は手元にあったメモ用紙に円を描き、それを半分に分けた。そして、そのうちの右半分をさらに半分に区切った。

「この円がお皿です。**直径23㎝ほどの皿を用意**していただき、**左半分を『野菜ゾー**

ン』、右の4分の1ずつを『タンパク質ゾーン』『炭水化物ゾーン』に分けます。**皿の左半分に野菜をのせ、右下にタンパク質が多いおかずを、右上にご飯などの炭水化物が多い主食をのせます**」

「〝見た目〟で量を把握できそうですね」

「そういうことです。いちいち重さを量るのは大変な作業なので、見た目で感覚的に量を覚えることができていいと思いますよ」

「わかりました」

「**〝野菜ゾーン〟にのせるのは、〝でんぷん質の少ない野菜〟**です。具体的に言えば、アスパラガス、ブロッコリー、にんじん、キャベツ、レタス、きゅうりなどです。これらは炭水化物が少ないため、血糖値が上がりにくく、ビタミンやミネラル、食物繊維も豊富です。さつまいもやじゃがいもなどの〝でんぷん質のあるいも類〟は、炭水化物ゾーンに含めてください」

「はい」

「**〝タンパク質ゾーン〟には、脂肪分の少ないタンパク質を含む食品を選びましょう。魚、とり肉、牛や豚肉ならヒレやモモなど赤身の部位、卵**などがおすすめです。横田さんは、肉が苦手とおっしゃっていましたね？」

「たくさんは食べられないのです」

「でしたら、あまり心配はないと思います。ただ、肉類が少ない分、魚介や卵で補いましょう。厚揚げ、豆腐などの植物性タンパク質も積極的に摂りましょう」

「わかりました」

「最後に〝**炭水化物ゾーン**〟です。**炭水化物が多い食品は、穀類やいも類**です。炭水化物は血糖値を上げやすいですが、**米でも大丈夫です。もち麦や押し麦、雑穀を混ぜたりすれば、よりベター**。オートミールなどの精製されていない食品であれば、ビタミンやミネラルが豊富なので、炭水化物の中でも血糖値を上げにくいです」

「先生、よくわからなくなりました。炭水化物は血糖値を上げやすいんですよね？それなら、食べないほうがよくないですか？」

「炭水化物の一部は〝食物繊維〟です。**穀類は食物繊維も豊富なので、きちんと摂ることで血糖値の上昇を抑える働き**が期待できます。**食物繊維を摂ることで便のカサが増えて、便秘も解消されやすい**んですよ。また、炭水化物を抜くと脂質が増えやすい食事になりがちで、そうすると体に脂肪を増やすことにつながります」

「……なるほど」

「**〝栄養素はチームワーク〟**です。さまざまな食品から**栄養素をバランスよく摂ることで、体が作られ、きちんと動かすことができ、体から不要なものを出す力が発揮されます**」

「〝プレート法〟を試してみます。家でお皿を探してみます！」

先生は変わらずほほえんでいる。

先生からの処方箋

栄養素はチームワークが大切。バランスのよい食べ方を「プレート法」で身につけよう

▼優しい甘さの「きなこ豆乳」を間食に

「あの、先生……」

「何でしょうか？」

「糖尿病だったら、甘いものは禁止ですよね？」

「**禁止という考え方はしないほうがいい**です。それよりも、よりよいものを選び取る力をつけられるといいですね」

「……」

「甘いものとひとくくりにせず、〝**超加工食品**〟から減らすといいでしょう」

「〝超加工食品〟って何ですか？」

「名前のとおり、**食品の加工度が非常に高い食品のこと**です。複数の食材を工業的に配合して、何度も加工されてできあがった食品です。菓子パンやカップ麺、冷凍ピザ、クッキーなどが含まれます。原材料が粉状や液体にされてから加工されるため、元の食材の形や質感がほとんど残っていません」

「デニッシュも冷凍ピザも、ミニアソートのお菓子も超加工食品ですか？」

「召し上がっている商品の製造工程まではわからないので、はっきりは言えませんが、その可能性は高いでしょうね」

「……」

「**超加工食品は脂肪を増やしやすい**んです」

「それはなぜですか？」

「超加工食品には砂糖や脂肪が多く含まれていて、〝**カロリー密度が高い**〟です。だから少量でたくさんのエネルギーを摂取しやすく、過剰摂取につながりがちです。さらに**消化・吸収が早いものが多いので、満足感を得にくい**ことも一因でしょう」

「確かにちょこちょこ食べてしまいます……」

「食事の中心が超加工食品になると食物繊維が不足して、腸内で体にとっていい働きをする菌も足らず、**便秘につながりやすい**ですね」

「わかりました。でも、間食をやめられるかしら……」

「やめることに注目するのではなく、よりよいものを試してみませんか？」

「具体的にはどんなものですか？」

「間食では、**あたりめ、キャンディチーズ**などのタンパク質が含まれたものを選ぶといいですね。**プレーンヨーグルト**でもいいですよ。タンパク質が含まれていると、筋肉量を増やすことにつながりますし、腹持ちもよくて一石二鳥ですね」

「えっ、甘くないですよね？」

「そうですね。**間食とは食事と食事の間にエネルギーを補給する目的で食べるもの**であって、甘いものという定義はないですからね」

「甘いものを食べるのが習慣になっていました」

「わかります。私も、昔はおやつに甘いものを食べるのが当たり前だと思っていましたから」

「先生もそうだったんですか……」

「はい。ご褒美みたいな感覚で（笑）。でも、そうではないと気づいてからは、食事をよりよく変えていきたいと思い、間食は必要なときだけになりました」

「そうなんですか……」

「豆乳を電子レンジで温めて、そこにきなこを入れて混ぜる『**きなこ豆乳**』なら、優しい甘さを感じられるかもしれません。タンパク質も補給できますよ！」

食事に対する知識の乏しさを痛感していた。

先生からの処方箋

超加工食品の代わりにタンパク質を含む間食にすればお腹を満たしながら脂肪を減らせる！

▼薬の力も借りて血糖値を下げる

「ここまで食事についてお話をしてきました。ただ、一気にすべてを変えることは難しいでしょう」

「はい。……あまり自信がありません」

「大丈夫ですよ。**食事では、やれることを1つずつ**試していきましょう。そうやって食事を改善しつつ、薬も使って血糖値を調整していくように取り組みませんか？」

「薬ですか……」

「今の横田さんは**インスリンを出す力が弱くなっているので、薬の働きでサポート**してあげるとよいかなと思います」

「薬を飲むほど悪いんですか？　大変そうです……」

「今回お出しする薬は、1日1錠だけ服用すればいいので、そこまで負担は大きくないかと思います。飲むタイミングは自由ですが、毎日決まった時間に服用するようにしてください」

「それを飲むと、糖尿病が治るんですか？」

「糖尿病が治る・治らないと断定することは難しいんです。血糖値が下がって安定してくれれば、糖尿病と定義される基準値を下回ることができ、合併症の進行を食い止めやすくなります。それを目指すというのが、わかりやすいかと思います」

「難しいです」

「そうかもしれません。だからこそ治療を開始して、感覚をつかんでいただければと思います。薬には**血糖値が高いときにインスリンの分泌を促す作用**があります。血糖値が高いときにだけ作用するので、**〝低血糖症状〟を起こす可能性は低い**です」

「低血糖症状ですか？」

「低血糖になると、冷や汗や動悸《どうき》、手足のふるえなどが起こることがありますが、この薬では心配ありません。ただ、服用して何か問題があれば連絡をくださいね」

「……やっぱり怖いです」

「横田さん、目が見えづらくて困るときにはどうしますか？」

「メガネをかけます」

「そうですよね。**〝薬もメガネと同じ〟**ようなものと考えてください」

「どういうことですか？」

「老眼などで見えにくくなって生活に支障が出るとき、ピントを合わせやすいようにサポートしてくれるのがメガネですね」

「はい」

「それと同じように、**血糖値が高くて体に支障が起こったとき、インスリンを出す力を高めて不具合が起きないようにサポートしてくれるのが薬**なんです」

「なるほど……」

「だから、薬のサポートを借りながら、体の様子を見ていきませんか？　**生活の改善もしながら血糖値を調整できるようになれば、薬をやめることができます**から」

「……わかりました」

先生からの処方箋

薬は不具合を調整するメガネのような存在。ネガティブに捉えず、体の状態をよくすることを優先

▼網膜症の進行を確認するために「眼科」を受診

「こちらをお渡ししますので、こちらを持って早めに**『眼科』も受診**してください」

渡された手のひらサイズの冊子には、〝糖尿病連携手帳〟と書かれてある。

「これは何ですか？」

「これは**〝糖尿病連携手帳〟**といって、**患者さんと、関係する医療機関や医療関係者とが、検査結果や治療方針を共有しながら治療を進めるための手帳**です。糖尿病に関わる検査結果や治療内容などを記録できるようになっているほか、日常生活での注意点、緊急時の対処法や糖尿病のわかりやすい解説が書かれています」

「そうですか。でも、なぜ〝眼科〟なんでしょう？」

「血糖値が高い状態が続くと、細く小さい血管からダメージを受けます。そのうちの1つが〝目の網膜の血管〟です。**『網膜症』は糖尿病の合併症の1つとして知られていて、網膜の血管が傷ついたり、出血を起こしたりすることで視力が低下して、**

失明に至ることもあります。網膜症の検査は、糖尿病外来では行うことができないため、眼科を受診して調べてもらっています」

「私、目が見えづらいということはありませんが……」

「初期段階では症状がほとんどなく、気づかないことが多いのです。だから、**定期的に検査をしていただくことが大切**なんですよ」

「なるほど」

「ほかにも**腎臓や神経に障害が出る合併症**にも気をつける必要がありますが、現状、横田さんには特に問題視すべき兆候はなさそうです。では、１か月後にまた受診してください。どうぞお大事になさってくださいね」

「はい。ありがとうございました」

先生からの処方箋

網膜症の初期はほとんど無症状。糖尿病と診断されたら、眼科の受診が必須

1か月後

心が整うと自然に前向きになれる できることから1つずつ進めればいい

今晩もラベンダー色の靴下をはいて、いつものように〝推し俳優〟のドラマを見ている。靴下のおかげなのか足元の冷えはそこまでひどくないが、いったい、何なんだろう。この凍りつきそうな心は……。

私は「糖尿病」と診断された。

これまで夫に対して、食べすぎだとか、太ったとかさんざん言ってきたのに、糖尿病になったのは私のほう。

もともと食欲旺盛《しょくよくおうせい》なタイプではなかったけれど、太らないようにと、量はセーブしてきたつもりだ。それなのに、なんで私が……。

ばかばかしいと思われそうだけど、夫から不憫《ふびん》だと思われたくなくて、自分が糖尿病であることをまだ明かしていない。

いや、自分が糖尿病である自分を認められない。

糖尿病外来での受診後、図書館に行って糖尿病の食事の本を借りて読んだ。『糖尿病食事療法のための食品交換表』にも目を通したし、カロリー計算も試みた。やろうとはしたけれど、心がもたなかった。

処方された薬は最初のうちは、毎日決まった時間に飲んだ。飲んだからといって、体に特別な変化はない気がした。

なんで、薬を飲まなきゃいけないのか、夫に隠れて薬を飲む自分もイヤだった。

そして、9日目にたまたま薬を飲み忘れた。

その瞬間に何かが途切れた気がする。

その日以降、薬を飲まなかった。ランチは冷凍ピザに戻った。

それでも、朝食に卵をつけることと、コーヒーに牛乳を入れることだけは守った。なぜだかはわからない。ただ、朝食時にO先生の顔が浮かぶのだ。

そうこうしている間に、月日はおかまいなく過ぎていった。

そして、今日は2度目の受診日だ。

薬を飲まず、食事も中途半端な私は、先生に怒られるに違いない。このまま病院に行かずに、受診をやめてしまえばいいのではないかと何度も足が止まった。

それなのに、なぜか今、測定と血液検査を終えて、診察室の前で名前が呼ばれるのを待っている。

▼薬の中断を告白

「横田さん、診察室にどうぞ」

初診時と変わらない穏やかなO先生の声がした。

「失礼します」

伏《ふ》し目がちにイスに座った。

「この1か月で困ったことはありませんでしたか？　眼科の受診をされて、『異常所見はなし』はよかったですね。そのほかはいかがでしょう？」

「特に……。まぁ、そんなにありません……」

と答えるものの、心の中では「困ったことしかなかった。私は、これからどうしたらいいのかわからない！」という本音《ほんね》が渦巻いていた。

「薬は飲みましたか？」

「……はい」

と半分ウソをついた。だって、飲んだ日があることも事実だから……。

「そうですか……。食事はいかがですか？」

「プレート法はいいですね。継続できそうな気がします」

またウソをついた。

「それはよかったです。体調はいかがですか？」

「えっと、よくも悪くもなく……。普通です」

「なるほど……」

と先生がおっしゃってから、少しの沈黙が訪れた。

「横田さん、今日は朝食を召し上がってから採血をされたということですよね？」

「はい。そうです」

これは事実だ。

「今日の結果は随時血糖値が173、ヘモグロビンA1cが8・7％で、前回より少し状態が悪化したように思います。薬を飲んでいるとなると、何かほかに原因があるのかなと思うのですが……。何か変わったことはありませんでしたか？」

「……」

「横田さんの血糖値が安定する方法を見つけたいです。お菓子をたくさん食べたとか、心当たりはありませんか？　ストレスが多かったことなどもありませんか？」

「……。先生、ごめんなさい」

親身になって考えようとしてくださる先生の顔を見ていたら、これ以上ウソを重ねることはできなかった。そして、ポロポロ涙がこぼれた。

「横田さん、どうされましたか？　気分が悪いですか？　ちょっと休憩しますか？」

と慌《あわ》てた様子の先生の顔を見て、私は首を振った。

「先生、すみませんでした。私、薬飲んでいません。8日目までは飲んだのですが、たまたま飲み忘れた9日目を境に服用をやめちゃいました。ダメですよね？」

「……。そうだったんですね。それならよかったです」

想像していた反応とは真逆のことを言われて、再び時が止まった。

「横田さん、本当のことを話してくださってよかったです。でないと、血糖値が下がらない理由を探すのに、まだまだ病院にいてもらわなければいけないところでしたよ」

と、茶目《ちゃめ》っ気のある顔でほほえみかけてくれた。

「先生、怒らないんですか？」

「怒ったりしませんよ（笑）。それより、なぜ薬をやめてしまったのか、薬・・・を飲みたくない理由を教えてもらえませんか?」

「薬を飲みたくないというよりも、こっそり飲む自分がイヤなんだと思います。実は、糖尿病であることをまだ夫に話せていません。あんなに太ってしまった夫ならわかるのに、本当に私が糖尿病なんだろうかと、今も思ってしまいます」

先生はだまって私の話を聞いてくれた。

「食事だっていろいろやろうと思ったけれど、急に食事を変えて夫に気づかれたくなかったし……。そもそも、カロリー計算とか私には難しいです」

「そうだったんですね。それでも受診に来てくださって、ありがとうございます。今日来てくださったのは、きっと何かを変えたいと思ったんですよね?」

返す言葉はなかった。そのとおりだと思う。このままじゃいけないことは、痛いほどわかっていた。

「横田さんは、先ほどどうしたいかをご自分で話されていましたよ。『薬を飲みたくないわけではなく、こっそり飲む自分がイヤだ』と。つまり、ご主人に伝えてこっそり飲む必要がなくなればいいってことですよね？」

と言って、笑った。

私もコクンとうなずいた。

「では、そこからスタートですね。すごい前進ですよ。ちなみに、ご主人に話をしたら、薬を飲むことができそうですか？」

「はい」

「ちなみに、飲み忘れしにくい時間帯はいつでしょう？」

「夫がいる朝食の時間帯なら、私が忘れても気づいてもらえる気がします」

「そうですか。では、薬は朝に飲むということで次に進みましょう」

素直になった瞬間に、視界が開けた気がする。

先生からの処方箋

糖尿病と受け入れるまでに時間がかかることも。それでも、受診を続けることが前進につながる

▼食事はできることを絞ってがんばりすぎない

「食事のことですが、カロリー計算をしようとされたんですね？」

「はい。すぐに挫折しましたが。ダメですね、私……」

「いいえ、食事改善に取り組もうとしたことはすばらしいですし、できないことを正直に伝えてくだされば、解決の道を探せます」

先生の言葉が、凍りついた心をゆっくり溶かしていくのを感じる。

「そんな風に言ってもらえると思っていなくて。ありがとうございます。治療のことで頭がいっぱいで、それなのにできない自分を責めて。この1か月間、あまり眠れませんでした」

「そうでしたか。でも、安心してください。私も自力でカロリー計算をして食事なんてできませんよ」

「そうなんですか？」

「カロリー計算をしてくれるアプリを使うことはありますが、毎食は難しいです。だから、**最初はプレート法で大まかに区切って、食べる量を把握できるようになればいい**んです。するとだんだん、皿がなくても量や配分がわかってきますよ」

「直径23㎝の皿は、実は夫の分も含めて購入してあるんです。でも、開封できないままでした……」

「それはもったいない！　ぜひ、使ってくださいね」

「はい。プレート法はこれからですが、朝食に卵をつけることと、コーヒーに牛乳を加えることだけは実践できました。あと、パートが休みの日は、夫が出勤してから、ほんの少しですが家のまわりを散歩するようにしました」

「おぉ、すばらしい！　実は、今日の計測で体脂肪率が30・2％と前回よりも下がっています。筋肉量も増えているんですよ。ちょっとの心がけでも体は正直ですね」

「本当ですか？　じゃあ、先生のおかげです」

「いいえ、横田さんの行動の結果ですよ」

「でもそれも、朝食時になぜか先生の顔が浮かんだので、卵と牛乳を冷蔵庫から出すことができたんです」

「毎朝、冷蔵庫からそれを選ぶ、そのことがすばらしいです」

「ありがとうございます。先日、パンよりもご飯のほうが脂肪を増やしにくいと聞いたので、〝納豆ご飯〟の日も作ろうと思います」

「いいですね。ランチはどうしましょうか？」

「冷凍ピザには卵をのせます」

「卵をのせて〝ビスマルク風〟ですね。ただ、ピザならパスタのほうが血糖値を上げにくいかもしれません。使用している粉が違うんですよ」

「そうなんですか。冷凍うどんも食べたいのですが、どうなんでしょう？　あとは、前日の夕飯の残りをおかずに加えてみます」

「そうですね。**うどんよりもそばのほうが血糖値を上げにくいので、冷凍そばにする日も入れられるといい**かもしれません」

「毎週金曜日が冷凍コーナーの割引日なので、冷凍そばを買ってみます」

「いいですね。試してみてください！　夜はどうしましょうか？」

「〝プレート法〟で使う皿を開封するところからです（笑）」

「あはは。はい。では、今晩から使えるといいですね」

「はい」

「**糖尿病の食事で大切なのは、継続すること**です。満点でなくていいんです。満点を目指すとどうしたって〝減点方式〟になりますね。でも、**これならできるということを〝加点方式〟で積み重ねていくことで、次第に食事が整っていく**と思いますよ。焦らないでくださいね」

「できることからやればいいんですね」

先生からの処方箋

満点を目指すと挫折しやすい。できることを積み重ねる〝加点方式〟で食事を整えて！

▼睡眠不足が体に脂肪を増やす

「先ほど睡眠の話がありましたが、寝たいのに眠れないとつらいですね。ちなみに、深夜まで作業をしたり、動画などを見たりしていることはありませんか？」

「あ、あります。夜、好きな俳優が出演しているドラマや映像を見るのが楽しみです。そのあとはその俳優についてのＳＮＳをつい見てしまったり……」

「そうですか。**睡眠不足が原因で、体の脂肪が増えやすくなることもある**んですよ。**睡眠時間が不足すると食欲に関するホルモンをアンバランスにして、食事が乱れがち**にもなります。深夜まで起きていると、食べ物を欲しくなったりしませんか？」

ギクッ。

「はい。お菓子をつまんだりすることがあります」

「ですよね？　ちなみに、**睡眠不足だとストレスホルモンのコルチゾールの分泌が増えて、血糖値を上昇させやすくなる**ことも考えられます」

「血糖値も上がるんですか……」

「そうです。どうしたらいいでしょうか？」

「眠れるかどうかは別として、少し早めにベッドに入ることはできます」

「それがよさそうですね。でも、ドラマが見られなくなってしまいませんか？」

「好きなことをする時間は、日中にも確保する自信があるので大丈夫です」

「わかりました。あまりにも寝付けないようなら、相談してくださいね」

「はい。そうします」

「次は、2か月後でいかがでしょうか？　では、どうぞお大事に」

「わかりました。お願いします」

帰宅したら、お皿を開けようと心に誓った。

先生からの処方箋

睡眠が不足すると食欲やホルモンを暴走させる。しっかり眠ることも改善に向かう一歩

3か月後

バランスのよい食事と適切な服薬で血糖値が下がる

「あっ、そうそうこれも持っていきなさい」

「何これ？」

「母さんたちが夕飯で使っているお皿よ。恭一の分も用意しておいた。野菜半分、ご飯4分の1、肉や魚介、卵などを4分の1で食べれば元気でいられるから！」

「あぁ、プレート法ってやつか。自信はないけど、まぁできる範囲でやってみるよ。母さんこそムリするなよ。年末にはまた帰るから」

「くれぐれも甘いものは買ってこないでね」

「わかってるよ。じゃあ、オヤジも気をつけて！」

私たちは、帰省していた息子の背中に手を振った。

私は「糖尿病」と診断されている。

そして、1日1錠の薬を服用している。

だけど、気分は悪くない。

夫には病気のことを伝えた。やせているのに糖尿病になる理屈については、私同様に理解するまで時間を要していたようだが、彼なりに納得したようだ。

私が薬を飲むことを見届けてから、出社するのが日課になった。

そして、今日は2か月ぶりの「糖尿病外来」の受診日だ。

朝食は抜いて病院に向かい、計測と血液検査を受けた。

▼ご飯の割合を増やして〝便秘〟が改善

「横田みずほさん。診察室へどうぞ」

「先生、おはようございます。よろしくお願いします」

「おはようございます。まず、体の調子で変わったことはありませんか？」

「おおありです！」

「えっ、どうされましたか……？」

先生の困った表情を見て、なぜかなごむ。

「お通じがすごくよくなりました！」

「……なんだ、おどろかさないでくださいね（笑）。それはよかったです」

「**朝食をご飯にする日を増やしたた**んですよ。〝納豆ご飯〟です。そうしたら、ちゃんと出るんですね。『便秘体質』だとあきらめていましたが、食事のせいだったのかもしれないですね。しかも、ご飯だと〝もたれ感〟がないというか……。だから、最初はたまにだったんですが、この頃は、すっかりご飯党になっています」

「そうですよ！　**人間の体にはちゃんと出す力が備わっています**。だから、その力を発揮できるような食べ方をしてあげるだけでいいんですよ。そのほかに、食事面で改善されたことはありますか？」

「お昼は相変わらずな日も多いけれど、**冷凍そばに油揚げを足して**食べたりしています。冷凍ピザはやめて、魚介入りの冷凍パスタを食べてみました」

「いいんじゃないですか」

「おいしかったです。間食はドラマを見ながら、『きなこ豆乳』にしています。豆乳って開封しなければ、賞味期限が半年くらいで意外と長いんですね？　だから、特売日に多めに買ってストックしています」

「いいですね。タンパク質もしっかり摂れますね」

「ただ、甘いものが欲しいときもあって、手が届くところにあると食べちゃいそうなので、それは買わないように……」

「それでつらくないですか？」

「その分でお金をためて、推しに会いに行く遠征費用にしようと思って！」

「前向きでとてもいいですね」

「先生、間食にナッツがいいという情報を見ますが、どうなんですか？」

「ミネラル分も多いので悪くはないです。ただ**脂質が多いので、食べすぎればエネルギー過多になりやすい**とは言えますね。お腹がすいているときよりも、食事でサラダにのせて食感を楽しむなど少量プラスするのがいいかもしれません」

「そうなんですね。そこまで食べたいわけでもないし、やめておきます」

「はい。夕食はいかがですか？」

「おかずにもよりますが、〝プレート法〟を始めました。先生、見てください！」

プレートにおかずを盛り付けた写真を、スマホで撮影してきたものを見せた。

「バランスよさそうですね」

「本当ですか？　ただ、野菜は適当に切ったものをレンチンしただけです。生よりも温めて食べられるものにしています」

「**温めたほうがカサも増える**し、いいと思いますよ」

「みそ汁がお皿からはみ出すのだけど、これは気にしなくていいのかしら？」

「みそ汁の具が野菜か豆腐などのタンパク質なら気にしなくていいです。いも類なら、プレートの〝炭水化物ゾーン〟を少し控えめにすればバッチリだと思いますよ」

先生からの処方箋

栄養バランスが整うと便秘が改善!しっかり出すことで、必要な栄養を得る力も培われる

▼食後のスクワットと10分の運動をプラス

「薬は飲めましたか?」

先生は不安そうにたずねた。

「はい。夫にきちんと話をして、薬も毎朝、飲んでいます」

「それは安心しました。今日の結果をお伝えしますね。空腹時血糖値が111、ヘモグロビンA1cが6・8%。下がってきていますね!」

「糖尿病だっていう自覚は少しずつ出てきたんですけど、なんか受け入れちゃったら心が軽くなった気がしています」

「そうですか。では、このへんで少し**運動もプラス**していきましょうか」

「何をしたらいいですか？　走るのはムリです」

「**〝食後のスクワット〟**と**〝プラス10分のウォーキング〟**をおすすめします」

「スクワット……つらそうです」

「机やイスに手をかけて、ゆっくり10回から始めてください。立ち座りの運動です。**下半身の大きな筋肉を刺激できるので、筋肉量を効率よく増やしやすい**ですよ」

「30秒ぐらいならできる気がします」

「1セット10回、〝食後〟というのがポイントです。**スクワットをすると血糖値の上昇が緩やかになります**。どうせやるなら、食後にピンポイントで実践しましょう」

「先生は10回って言ったけど、それを1日3回食後にやったら30回ですよね？」

「あはは、バレました？　ウォーキングについては、よく1日1万歩と言われます。でも、そんなにがんばらなくて大丈夫です。**10分歩くとだいたい1000歩**くらいになるので、普段の活動に上乗せできるように取り組んでみませんか？」

「わかりました。連続して10分でなくてもいいですか？」

「**ちょこちょこ歩いたトータルでOK**です。ほかにご質問はありますか？」

「薬は、まだ継続ですよね？」

「そうですね。もう少し続けてから少しずつ量を減らしていけるといいですね」

「わかりました」

「では、次回はまた2か月後にいらしてください」

「はい、よろしくお願いします」

先生とのやりとりを通じて、〝栄養素はチームワーク〟という言葉を、思い出していた。たぶん、〝食事と運動もチームワーク〟だ。健康になりたい！

先生からの処方箋

食後のスクワットで血糖値の上昇を防ぎ、10分間歩く時間を増やして脂肪を減らす！

エピローグ

私は「糖尿病」と診断された。あれから、1年弱が経過しようとしている。

薬の量は、最初よりも少なくなっている。

先日の受診では空腹時血糖値96、ヘモグロビンA1c5・6%。

体重は44・4kgで、体脂肪率28・3%。筋肉量31・2kg。

O先生から筋肉のバランスがよくなっていることをほめられた。

運動だけでここまで筋肉が増えることはないが、血糖値が安定して下がっているため、筋肉が育ちやすい状態になっているのではないかとのこと。

血糖値が下がり、筋肉量が増えるという好循環が生まれているようだ。

そして、もう少し続ければ〝薬をゼロにできる〟可能性が見えてきたと。

体重はそこまで変わっていないが、私には昔と今の違いがわかる。

お腹が確かにヘコんでいる。さらに、首まわりにハリが出てきた。

そして、推し が増えた。

動画投稿サイトの中で、「健康は筋肉ぅ～」と楽しそうに笑うO先生だ。

先生に言われたように、食後にスクワットを行うようになり、天気のいい日は外に出て15分ほどウォーキングをするのが日課になっている。

それに加えて、不定期ながらO先生や病院のスタッフさんが筋トレや有酸素運動を紹介する動画を見ながら、夫と一緒に取り組んでいる。

そのおかげか、夫のお腹もちゃんとヘコんできた。

先生には感謝しかない。でも、このことは恥ずかしくて先生には話していない。

相変わらず〝素直になれない私〟も健在のようだ。

運動をするようになって筋肉が増えたからか、ベッドに入るときに靴下を脱いでいる。冷えを感じにくくなって、寝付けない日も減った。

今年はもこもこした厚手の靴下を買わずに済みそうだ。

そして、薬を飲まずに済む日がくる予感がしている。

横田みずほさんの

血糖値を下げる食べ方ポイント

☑ 栄養不足によって筋肉がやせる。
タンパク質は、朝食はじめ３食とも増やす。

☑ **ブロッコリーや豆類はタンパク質を含む。**
冷凍も活用して、手軽に増量を。

☑ **主食をご飯**にする日を増やし
納豆や卵でタンパク質をプラス。

☑ **主食は**チャーハンなどの油で調理する
脂質の多いメニューを減らす。

☑ 野菜、炭水化物、タンパク質で区切る
「プレート法」で、量を見た目で把握。

☑ **カロリー密度の高い「超加工食品」を減らし、**
食材の形や質感が残るものに。

☑ **あたりめ、キャンディチーズ、きなこ豆乳**など
間食はタンパク質を摂れる食品をチョイス。

おわりに

いかがだったでしょうか？

今回、この本を書くにあたってどのような3人を選ぼうか？　という点にかなり悩みました。できるだけ糖尿病外来をよく訪れるタイプの方を中心に描かせていただきましたが、実際は人それぞれにそれぞれの高血糖と糖尿病があります。

そして、その方々によって治療法も異なります。

例えば、【ケース1の坂田さん】は炭水化物が少なすぎるので増やしていただきましたが、逆に【ケース2の大山さん】は過剰だったので減らしてもらいました。【ケース3の横田さん】は、タンパク質の増量と運動、薬を軸にしてもらいました。

血糖値の調整や糖尿病治療は、本当に多様性があるのです。

また、この本ではできるだけリアルな診察室の中を表現しました。私の発言などや言い回しもていねいに再現しています。

そのため、エビデンスとしてはそこまで高くないことも、その方に合わせて説明ているところもあります。

なお、本の構成上ほとんどすべての内容を私一人が話していますが、実際の診療では食事の話は管理栄養士、運動については理学療法士、薬については薬剤師、血糖測定（CGM含む）は検査技師、全体的な生活については看護師が聞き取りや説明を行っています。

糖尿病は「チーム医療」です。

医師一人でできることは限られていて、本当に何もできません。各方面の専門職の人たちの助けのもと、糖尿病診療が成り立っています。

これは単に知識のことだけではありません。よく言うのですが、人間は立体ですので1方向からだけでは把握できないのです。いろいろな人がいろいろな方向から見ることで、その人を理解しやすくなるのです。

私がずっと運動をすすめていても、なかなか運動ができなかった患者さんが、看護師からの「運動っていいよ！」という一言で運動に前向きに取り組めたケースや、医師には言えないことを管理栄養士には話すケースなど、本当にチームでないと成り立たないことが多いです。

また、リアルな診療を再現しているため、薬についてもしっかり触れています。
治療で薬を使うことは、かなりたくさんあります。
ただ、血糖値に関する書籍では「薬に頼らない」「自分で糖尿病を治そう」など、薬に否定的なイメージのものが目立ちます。

薬はできるだけ飲まないほうがよい、と思っていませんか？

もちろん、不必要な薬は飲まないほうがよいですが、逆に飲んだほうがよい薬を飲まないために極端な食事療法をがんばり続けると、生活が苦しくなるだけということもあります。

高血糖は食べ方や運動不足などがおもな原因で、その影響の度合いや比率も人によって異なります。人によっては、そもそも生活習慣がほとんど関係していないこともあって、その場合は薬が必要になります。しかし、「薬に頼るのはよくない」という考えにそういった方々が苦しめられているのではないのかと感じています。

そういう事情もあって、この本では**経口血糖降下薬、インスリン、GLP‐1受容体作動薬**など、さまざまな糖尿病の薬が登場します。

これらの薬は、**使い始めたらずっと使い続けないといけないということではありません**。私は最初から薬を使うケースもかなりあります。

糖尿病の薬は食事・運動療法を行って効果が出ない場合に初めて使う、というイメージが強いかもしれません。ただ、生活習慣を変えるのは時間がかかり、その間ずっと血糖値が高いままというのもよくありません。

そこで、**薬を使って血糖値を下げつつ、食べ方などが整ってから薬をやめていくといった考え方で薬を使う**のです。

特に最近はGLP‐1受容体作動薬が体重を減らすだけでなく、禁煙や禁酒などにも効果があるかもしれないことが報告されています。

CGM（持続血糖測定器）も登場させました。

今までは血糖値を測るためには指から血を出して機器にかけてしばらく待たないといけませんでした。血糖値をたくさん測ることで自分の食事や運動、薬の振り返りができますが、そのためには何度も血糖値を測らないといけません。

しかし、**CGMは血を流すことなく、血糖値がリアルタイムにわかります**。どこでも自分の血糖値を把握でき、一定の値になったら知らせる機能も備わっています。

今までよりもラクで、たくさんの情報を得ることができるのです。こんな便利な機器ですが、まだまだ普及していません。普及に努めたいと思っています。

糖尿病は誤解の多い病気です。

このいわれのない誤解によるレッテルはギリシャ語の「烙印」に由来した「スティグマ」と言って、糖尿病を持つ方を苦しめます。それは本人がまわりの人によって傷つけられるだけでなく、「生活習慣が悪いと言われたくないから病院に行きたくない」であったり、「薬を飲むことは自分がダメな人間であると思われるから薬を飲むのに抵抗がある」であったりして、**糖尿病を持つ人が適切な医療を受ける機会を奪います**。私はそういった社会を変えたいと心から願っています。

昨今、糖尿病の呼称を〝ダイアベティス〟に変更しようという動きがあります。私は名前を変えることはあまり本質的なことではないと思っていて、それよりもたくさんの方に正しく糖尿病を理解してほしいと考えています。

この本が糖尿病を持つ方やその家族の方の支えとなり、世界を変える助けとなれば幸いです。

２０２４年11月　大坂貴史

糖尿病の診断基準

糖尿病には「糖尿病型」と「境界型糖尿病」があります。どちらにせよ早期発見が重要です。糖尿病でなかったとしても、境界型であれば、生活の見直しが重要です。

糖尿病型

いずれかに該当するものを「糖尿病型」と呼び、糖尿病型を2回確認すると糖尿病と診断。このうちの1回は、血糖値で確認する必要があります。

血糖値	空腹時血糖値：126mg /dL 以上
	ブドウ糖負荷試験（OGTT）2時間値：200mg /dL 以上
	随時血糖値：200mg /dL 以上
ヘモグロビン A1c	6.5%以上

経口ブドウ糖負荷試験（OGTT）の判定基準

経口ブドウ糖負荷試験は食後の血糖値変動を確認でき、「糖尿病型」や「境界型糖尿病」の診断に有効。通常、診断されていない人に行います。

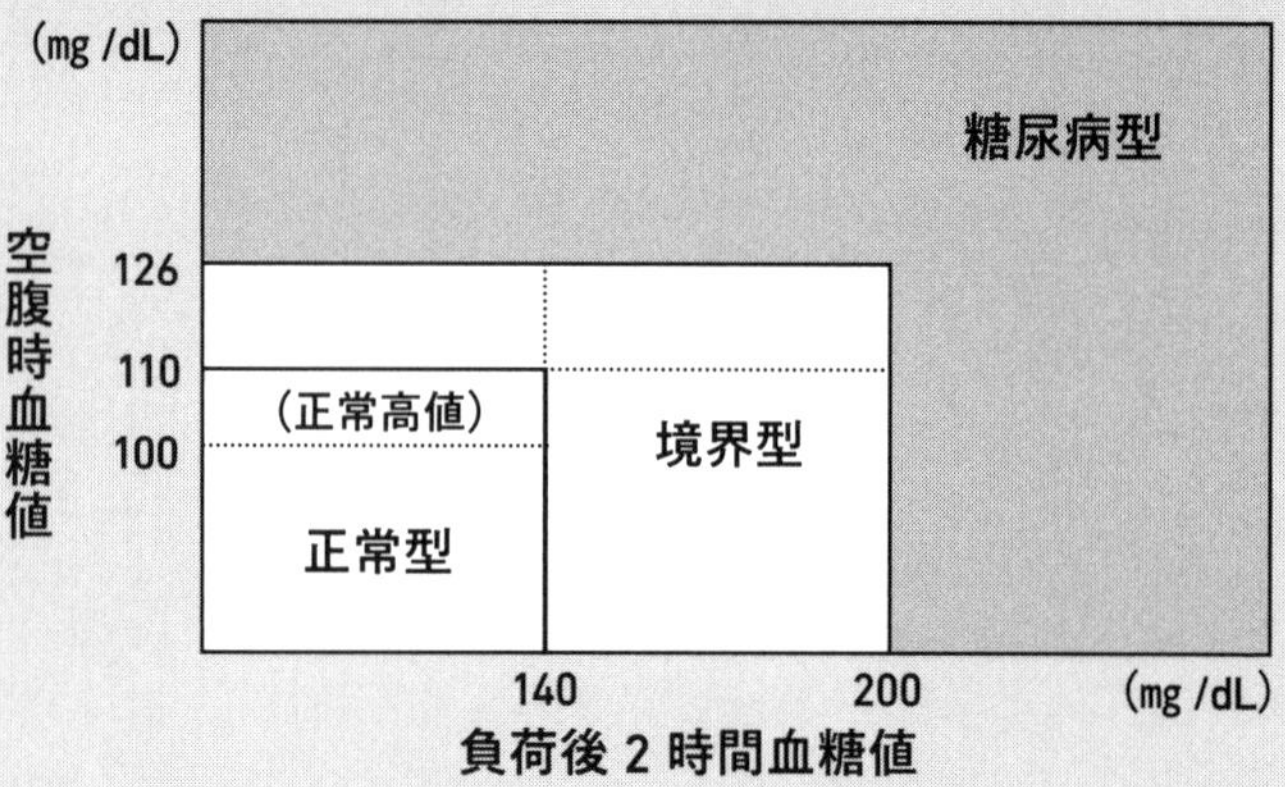

▼ 血糖値のコントロール目標

血糖値を適切にコントロールするための指標として用いるのは、採血時から過去1～2か月間の平均血糖値を反映する「ヘモグロビンA1c」です。合併症の発症予防や進行を防ぐための目安にしましょう。

目標	血糖値正常化を目指す目標	合併症予防の目標	治療強化が困難な場合の目標
ヘモグロビンA1c	6.0%未満	7.0%未満	8.0%未満

糖尿病性腎症の病期

糖尿病性腎症は糖尿病によって引き起こされる腎臓の障害で、6つの段階に分かれます。定期的に尿検査と血液検査を行うことで、早期発見と進行予防に役立てましょう。

病期	尿タンパク（微量アルブミン尿）	GFR
第1期（腎症前期）	正常	正常ときに高値
第2期（早期腎症）	微量アルブミン尿	正常ときに高値
第3期A（顕性腎症前期）	持続的タンパク尿	ほぼ正常
第3期B（顕性腎症前期）	持続的タンパク尿	低下
第4期（腎不全期）	持続的タンパク尿	明らかに低下（血清クレアチニン上昇）
第5期（透析療法）	透析療法中	

尿タンパク

アルブミンは尿中のタンパク質で、腎臓が正常に機能しなくなると「タンパク尿」が出ます。

GFR

腎臓のろ過機能を示す指標で、低下すると、腎臓のろ過機能が弱いことを示します。

メタボリック症候群の判定基準

メタボリック症候群になると、糖尿病をはじめ高血圧、心臓病などのリスクが高くなります。特に血糖値が高い人は、糖尿病の疑いもあるので医療機関を受診しましょう。

ウエスト周囲径

男性 **85**cm以上

女性 **90**cm以上

＋

血圧　最高血圧 130mm /Hg 以上
もしくは
最低血圧 85mm /Hg 以上

血中脂質　HDL コレステロール 40mg /dL 未満
もしくは
中性脂肪 150mg /dL 以上

血糖値　空腹時血糖値 110mg /dL 以上

3つのうち2項目以上

ウエスト周囲径

へその位置から指２本分ほど上の位置（だいたいお腹のいちばんくびれている部分）を測定。基準値以上だと、内臓脂肪が蓄積された状態と判断されます。

血圧

最高血圧は心臓が収縮して血液を押し出すときに血管にかかる血圧、最低血圧は、心臓が拡張して血液を受け入れるときに血管にかかる血圧です。

HDLコレステロール

血液中で余分なコレステロールを回収して、体外に排出する働きをしています。この数値が低いと、心血管疾患のリスクが高まる可能性があります。

中性脂肪

過剰なエネルギーは中性脂肪となり、増加すると肝臓や脂肪細胞に蓄えられます。中性脂肪が多すぎると心臓病や脳卒中、脂肪肝などのリスクが高まります。

空腹時血糖値

126mg／dL 以上だと糖尿病の可能性があり、110 ～ 125mg／dL だと「境界型糖尿病」と呼ばれる、いわゆる糖尿病予備群の状態であることを示します。

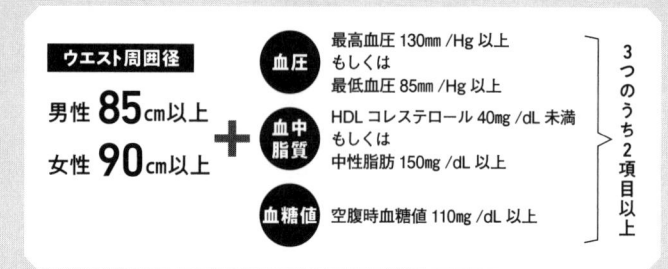

肝臓に関わる数値

肝機能を調べる血液検査の項目に「AST」「ALT」「γ-GTP」があります。これらは肝細胞に多く含まれる酵素で、数値が高いと肝炎、脂肪肝（※）などの肝臓の病気が疑われます。

基準値		
AST《エーエスティー》	ALT《エーエルティー》	γ《ガンマ》-GTP《ジーティーピー》
30U/L以下	30U/L以下	50U/L以下

AST

心臓や肝臓、骨格筋、腎臓、赤血球中などに多く存在する酵素。肝細胞がダメージを受けると血液中に放出されるため、数値が高くなります。

ALT

AST と同様に体のさまざまな場所に存在する酵素ですが、特に肝臓に多く存在しています。AST、ALT ともに高い値を示すときには肝炎の疑いがあります。たとえ数値が高くなくても、ALT が AST よりも高い場合は脂肪肝の可能性があるので、超音波検査などの画像検査を受けましょう。

Γ-GTP

肝臓や胆管に存在する、タンパク質を分解する酵素。アルコールや薬物、脂肪の代謝に関わっているため、肝臓や胆道に負担がかかると数値が上がります。飲酒量に敏感に反応するため、アルコール性肝障害の指標としても使用されます。

※脂肪肝の診断には画像検査が必須。血液検査で肝機能（AST、ALT、γ-GTP など）をチェックしたうえで、超音波検査などの画像検査を行うと正確な診断ができます。

参考文献

『糖尿病診療ガイドライン 2024』日本糖尿病学会 編著（南江堂）

『肥満症診療ガイドライン 2022』日本肥満学会 編（ライフサイエンス出版）

『八訂食品成分表 2024』香川明夫 監修（女子栄養大学出版部）

Klein KR, et al. Carbohydrate Intake Prior to Oral Glucose Tolerance Testing. J Endocr Soc. 2021 Mar 29;5(5):bvab049.

Holman RR, et al. 10-year follow-up of intensive glucose control in type 2 diabetes. N Engl J Med. 2008 Oct 9;359(15):1577-89.

Paoli A, et al. Effects of Two Months of Very Low Carbohydrate Ketogenic Diet on Body Composition, Muscle Strength, Muscle Area, and Blood Parameters in Competitive Natural Body Builders. Nutrients. 2021 Jan 26;13(2):374.

Fukushima M, et al. Insulin secretion capacity in the development from normal glucose tolerance to type 2 diabetes. Diabetes Res Clin Pract. 2004 Dec;66 Suppl 1:S37-43.

Al-Reshed F, et al. Low carbohydrate intake correlates with trends of insulin resistance and metabolic acidosis in healthy lean individuals. Front Public Health. 2023 Mar 16;11:1115333.

Huang Y, et al. Healthy and unhealthy low-carbohydrate diets and plasma markers of cardiometabolic risk. Br J Nutr. 2023 Jul 14;130(1):137-146.

Kabthymer RH, et al. Association of low carbohydrate diet score with the risk of type 2 diabetes in an Australian population: A longitudinal study. Diabetes Metab Syndr. 2024 Jun;18(6):103049.

Kaneko T, et al. The long-term effect of low-carbohydrate/high-fat diet on the development of diabetes mellitus in spontaneously diabetic rats. Diabetes Metab. 2000 Dec;26(6):459-64.

Åberg S, et al. Whole-Grain Processing and Glycemic Control in Type 2 Diabetes: A Randomized Crossover Trial. Diabetes Care. 2020 Aug;43(8):1717-1723.

Solomon TPJ, et al. Immediate post-breakfast physical activity improves interstitial postprandial glycemia: a comparison of different activity-meal timings. Pflugers Arch. 2020 Feb;472(2):271-280.

Zhong VW, et al. Associations of Processed Meat, Unprocessed Red Meat, Poultry, or Fish Intake With Incident Cardiovascular Disease and All-Cause Mortality. JAMA Intern Med. 2020 Apr 1;180(4):503-512.

Wales JK. Does psychological stress cause diabetes? Diabet Med. 1995 Feb;12(2):109-12.

Smith PJ, et al. The Role of Exercise in Management of Mental Health Disorders: An Integrative Review. Annu Rev Med. 2021 Jan 27;72:45-62.

Zhang Y, et al. Excess Mortality among Persons with Type 2 Diabetes. N Engl J Med. 2016 Feb 25;374(8):788.

Garcidueñas-Fimbres TE, et al. Associations Between Eating Speed, Diet Quality, Adiposity, and Cardiometabolic Risk Factors. J Pediatr. 2023 Jan;252:31-39.e1.

Saito Y, et al. Eating Fast Has a Significant Impact on Glycemic Excursion in Healthy Women: Randomized Controlled Cross-Over Trial. Nutrients. 2020 Sep 10;12(9):2767.

Holman RR, et al. 10-year follow-up of intensive glucose control in type 2 diabetes. N Engl J Med. 2008 Oct 9;359(15):1577-89.

Retnakaran R, et al. A Glycemic Threshold Above Which the Improvement of β -Cell Function and Glycemia in Response to Insulin Therapy Is Amplified in Early Type 2 Diabetes: The Reversal of Glucotoxicity. Diabetes Care. 2024 Nov 1;47(11):2017-2023.

Mota M, et al. Molecular mechanisms of lipotoxicity and glucotoxicity in nonalcoholic fatty liver disease. Metabolism. 2016 Aug;65(8):1049-61.

Greer F, et al. Caffeine ingestion decreases glucose disposal during a hyperinsulinemic-euglycemic clamp in sedentary humans. Diabetes. 2001 Oct;50(10):2349-54.

Drucker DJ. Efficacy and Safety of GLP-1 Medicines for Type 2 Diabetes and Obesity. Diabetes Care. 2024 Nov 1;47(11):1873-1888.

Mourot J, et al. Relationship between the rate of gastric emptying and glucose and insulin responses to starchy foods in young healthy adults. Am J Clin Nutr. 1988 Oct;48(4):1035-40.

Bolhuis DP, et al. Salt Promotes Passive Overconsumption of Dietary Fat in Humans. J Nutr. 2016 Apr;146(4):838-45.

Brand A, et al. Replacing salt with low-sodium salt substitutes (LSSS) for cardiovascular health in adults, children and pregnant women. Cochrane Database Syst Rev. 2022 Aug 10;8(8):CD015207.

Little R, et al. Modifying Dietary Sodium and Potassium Intake: An End to the 'Salt Wars'? Hypertension. 2024 Mar;81(3):415-425.

Hong S, et al. Relative muscle mass and the risk of incident type 2 diabetes: A cohort study. PLoS One. 2017 Nov 30;12(11):e0188650.

Chen LK, et al. Asian Working Group for Sarcopenia: 2019 Consensus Update on Sarcopenia Diagnosis and Treatment. J Am Med Dir Assoc. 2020 Mar;21(3):300-307.e2.

Kalinkovich A.Livshits G. Sarcopenic obesity or obese sarcopenia: A cross talk between age-associated adipose tissue and skeletal muscle inflammation as a main mechanism of the pathogenesis. Ageing Res Rev. 2017 May;35:200-221.

Zembroń-Łacny A, et al. Sarcopenia: monitoring, molecular mechanisms, and physical intervention. Physiol Res. 2014;63(6):683-91.

Mamerow MM, et al. Dietary protein distribution positively influences 24-h muscle protein synthesis in healthy adults. J Nutr. 2014 Jun;144(6):876-80.

American Diabetes Association. What is the Diabetes Plate? 2020. Feb.

Covassin N, et al. Effects of Experimental Sleep Restriction on Energy Intake, Energy Expenditure, and Visceral Obesity. J Am Coll Cardiol. 2022 Apr 5;79(13):1254-1265.

Arató M, Rihmer Z. Sleep deprivation and cortisol secretion. Am J Psychiatry. 1982 Jan;139(1):135.

Brouwer A, et al. Impact of sleep deprivation and high-fat feeding on insulin sensitivity and beta cell function in dogs. Diabetologia. 2020 Apr;63(4):875-884.

大坂　貴史（おおさか　たかふみ）

医師。綾部市立病院内分泌・糖尿病内科部長、京都府立医科大学大学院医学研究科内分泌・代謝内科学講座客員講師。糖尿病専門医・指導医、総合内科専門医、日本医師会認定健康スポーツ医。京都府立医科大学卒業後、京都南病院、京都第二赤十字病院を経て、京都府立医科大学大学院博士課程で医学博士を取得。糖尿病と筋肉、糖尿病運動療法が専門。病院の外で「糖尿病で不幸になる人を減らす」活動をしている。Xでは「筋肉博士」として医療情報を発信。

https://x.com/muscle_penguin_

血糖値《けっとうち》は食《た》べながら下《さ》げるのが正解《せいかい》

2024年12月18日　初版発行

著　者　大坂《おおさか》　貴史《たかふみ》
発行者　山下　直久
発　行　株式会社KADOKAWA
〒102-8177　東京都千代田区富士見2-13-3
電話0570-002-301（ナビダイヤル）
印刷所　TOPPANクロレ株式会社
製本所　TOPPANクロレ株式会社

●お問い合わせ
https://www.kadokawa.co.jp/（「お問い合わせ」へお進みください）
※内容によっては、お答えできない場合があります。
※サポートは日本国内のみとさせていただきます。
※Japanese text only

定価はカバーに表示してあります。

ISBN 978-4-04-607268-9　C0077